食物抗营养因子

赵晓丹　编著

中国农业大学出版社

·北京·

内 容 简 介

本书针对食品中的抗营养因子的相关理论知识进行了较为全面的阐述和分析。本书共7章,分别介绍了食品中的几种主要抗营养因子:植物多酚、非淀粉多糖、植酸、植物凝集素、硫代葡萄糖苷、生物碱和蛋白酶抑制剂,内容涵盖了各抗营养因子的来源分布、结构、理化特性,各成分的抗营养特性和功能活性机理、加工对其的影响及抗营养特性的消除措施等方面。本书可以作为食品营养、食品加工及食品质量安全控制方面的参考书。

图书在版编目(CIP)数据

食物抗营养因子/赵晓丹编著. —北京:中国农业大学出版社,2015.7
ISBN 978-7-5655-1345-9

Ⅰ.①食… Ⅱ.①赵… Ⅲ.①食品营养-研究 Ⅳ.①R151.3

中国版本图书馆 CIP 数据核字(2015)第 153085 号

书　　名	食物抗营养因子
作　　者	赵晓丹　编著

策划编辑	梁爱荣　宋俊果	责任编辑	梁爱荣
封面设计	郑　川	责任校对	王晓凤
出版发行	中国农业大学出版社		
社　　址	北京市海淀区圆明园西路 2 号	邮政编码	100193
电　　话	发行部 010-62818525,8625	读者服务部 010-62732336
	编辑部 010-62732617,2618	出　版　部 010-62733440
网　　址	http://www.cau.edu.cn/caup	
经　　销	新华书店	
印　　刷	北京鑫丰华彩印有限公司	
版　　次	2015 年 7 月第 1 版　2015 年 7 月第 1 次印刷	
规　　格	787×1 092　16 开本　9.5 印张　176 千字	
定　　价	22.00 元	

图书如有质量问题本社发行部负责调换

前　言

　　根据我国近年发布的《中国居民健康素养调查》报告,慢性疾病开始占据主导地位,如心脏病、脑血管病和肿瘤成为了中国居民死亡的最主要的三大原因。慢性病又称"文明病",其产生的主要原因是错误的饮食习惯导致的营养不良。现代营养学认为"营养不良"包括营养过剩、营养不足以及营养不均衡,从而导致人体内部免疫系统功能衰退或失调,进而导致疾病入侵。在《中国食物与营养发展纲要(2014—2020 年)》中,营养不足与过剩这对矛盾成为关键词,除去经济因素的影响外,主要是膳食结构不合理导致的营养不平衡。人们从食物中摄入的热量及营养素超过了身体所需,导致肥胖患病率上升。同时与膳食摄入不合理相关疾病如高血压、血脂异常和糖尿病等慢性病急剧增加。这类人群要合理饮食,从根本上调节其能量及营养物质的摄入水平,保证身体的生理需求和健康状态。

　　中国古代《黄帝内经》就提出了"五谷为养,五果为助,五畜为益,五菜为充,气味合而服之,以补精益气"的膳食观念,是科学膳食结构的最初模型。今天,越来越多的科学研究和流行病学研究结果也证实以果蔬和全谷物为主的膳食模式对于人类健康保持大有裨益,可以避免癌症和心脑血管疾病等慢性病的发生。植物性食品中含有的次生代谢产物对其营养功效的发挥有重要意义,因此近年来对这类植物次生代谢产物的相关研究也越发深入和全面。研究发现,一些抗营养因子如单宁-多酚、植酸、生物碱及硫甙等还具有潜在的药理活性,它们在营养健康方面的双重影响值得关注。深入探讨这些植物成分在体内发挥作用的机理,有利于发掘其抗营养作用和药理活性的本质联系,从而辩证地认识其对人体健康的综合影响,更好地指导相关生产加工和营养应用。

　　基于此目的,本书结合著者在天然产物方面多年的研究结果和经验,广泛搜集国内外最新研究成果报道,针对食品中的抗营养因子的相关理论知识进行了较为全面的阐述和分析。本书共 7 章,分别介绍了食品中几种主要抗营养因子(植物多酚、非淀粉多糖、植物凝集素、生物碱、硫代葡萄糖苷、植酸、蛋白酶抑制剂)相关知识,内容涵盖了其来源分布、结构、理化特性,各种抗营养特性和功能活性机理,加工对其的影响及抗营养性的消除等方面。

　　本书内容较全面,力求机理的深入性和进展的前沿性。关注食物抗营养因子对于营养健康研究、食品加工及食品安全和质量控制的意义,但目前尚未有食物抗营养因子的专门参考书。本书可以作为食品营养、食品加工及食品质量安全控制方面的参考书。

　　本书撰写过程中得到了北京工商大学相关部门领导和同仁的指导和支持帮助,在此一并表示衷心感谢。食品抗营养因子在体内发挥作用的内在机理和各种作用的相互关系仍处于研究探索阶段,理论仍待完善,加之时间仓促和掌握的资料有限,书中某些观点和理论可能尚需推敲,希望各位读者和专家指正。

编著者

2015 年 5 月

目　　录

1 植物多酚

多酚类物质是植物源食品的重要成分。水果、蔬菜和饮料是人类饮食中酚类化合物的主要来源。这些化合物与食品感官特征如味道、收敛性和颜色等直接相关。多酚主要在组织中吸收或被结肠微生物群代谢。饮食中存在的多酚化合物对健康是有益的,因为它们具有抗氧化、抗炎和舒张血管的属性。多酚类物质对健康的影响取决于消费数量和它们的生物利用度。此外,茶多酚可以杀死或抑制微生物如细菌、真菌、原生动物等的生长。一些膳食多酚可能显著影响结肠菌群提供一种益生元效果。多酚类物质的抗氧化、抗炎和益生元属性使其成为潜在的功能食品。此外,植物多酚尤其是单宁的抗营养特性值得关注;有报道显示多酚在较高浓度下具有促进氧化、致癌的效应。植物多酚对人体健康的影响是一柄双刃剑,值得深入探讨。

从化学结构上来说,酚类化合物分子中包含一个或多个芳香环和酚羟基,是芳香族羟基衍生物的总称,是植物体内的复杂酚类次生代谢物,广泛存在于植物的皮、根、茎、叶和果实中。多酚类化合物参与植物生长繁殖的过程,协助植物防御病原等侵害。多数情况下,植物中的酚类化合物与单糖或多糖键合以糖苷形式存在,有的还与有机酸结合形成酯或甲酯等衍生物。多酚化合物囊括了从低分子质量的简单酚类到具有高聚合结构的复杂单宁,是一类数目庞大的化学物质,目前已知的植物多酚有 8 000 种以上。

水果、蔬菜和饮料是人类饮食中酚类化合物的主要来源。多酚的主要来源包括浆果、茶、啤酒、葡萄、葡萄酒、橄榄油、巧克力、可可、咖啡、核桃、花生、石榴、巴拉圭茶及其他水果和蔬菜(Vinson et al.,2001;2002)。多酚制剂也可作为膳食补充剂。多酚类物质影响食物的风味和颜色等,并有助于众多植物源食品的香气和味道。酚类对香气的贡献主要是由于挥发性酚类化合物的存在。食品酚类物质也有助于食物涩味。多酚在环境中不易降解,特别是植物工业中如酒厂或橄榄油厂下脚料的多酚。

1.1 植物多酚的分类和结构

1.1.1 植物多酚的分类

由于植物多酚结构的复杂性,所以存在多种多酚的分类方法。

根据植物多酚的碳原子骨架结构差异,可将其分为简单酚类、酚酸类、香豆素类、萘醌类、蒽醌类、异黄酮类、黄酮类、木脂素类、单宁等。这种分类方法一目了然,使人容易掌握植物多酚的结构,目前被大多数酚研究者广泛接受。植物酚类物质的化学结构复杂,可以从非常简单的分子变化到非常复杂的分子。

一些作者也将其分为可提取和不可提取多酚(Matthews et al.,1997)。可提取多酚是低分子质量和中分子质量的多酚类物质,它们可以使用不同溶剂(水、甲醇、丙酮等)提取,还包括一些可水解的单宁和原花青素。不可提取多酚是高分子质量化合物及与膳食纤维或蛋白质结合的化合物,它们不溶于一般溶剂。

1.1.2 单宁的结构和分类

根据其鞣性,最早皮革工业将多酚分为单宁和非单宁。单宁的定义主要基于其与蛋白质的反应特性,指相对分子质量在 500～3 000 的具有鞣性的多元酚。按照单宁的化学结构特征将其分为水解单宁(hydrolysable tannins)和缩合单宁(condensed tannins)两大类,这种分类方法得到公认并一直沿用至今。相应地可以将植物多酚分为聚棓酸酯类(含水解单宁及其相关化合物)和聚黄烷醇类(含缩合单宁及其相关化合物)两大基本类型,并将其统称为植物多酚。这种分类方法更着重以结构特征为依据,而不考虑分子质量,更符合人们现在对这类混合物开展研究工作的实际情况。还有一类多酚分子同时含有水解类多酚和缩合类多酚两种类型的结构单元,具有两类多酚的特征,称为复杂单宁。

水解单宁和缩合单宁的结构示意图如图 1.1 所示。因其化学组成和键合方式的不同,造成两类多酚类物质在结构特征、化学反应及研究方法上都有很大的区别。但水解单宁和缩合单宁在分子结构上仍具有一些共性,如二者的酚羟基数目众多,并以邻位酚羟基(连苯三酚、邻苯二酚)最为典型;分子质量都较大,且分布较宽。正是这种化学结构,赋予了多酚独特的化学性质。

1. 水解单宁

水解单宁是没食子酸(或鞣花酸)与糖(一般是葡萄糖)或多元醇形成的酯。水解单宁分子质量相对较小,具有很强的极性,可溶于水,与蛋白质分子中的亲核基

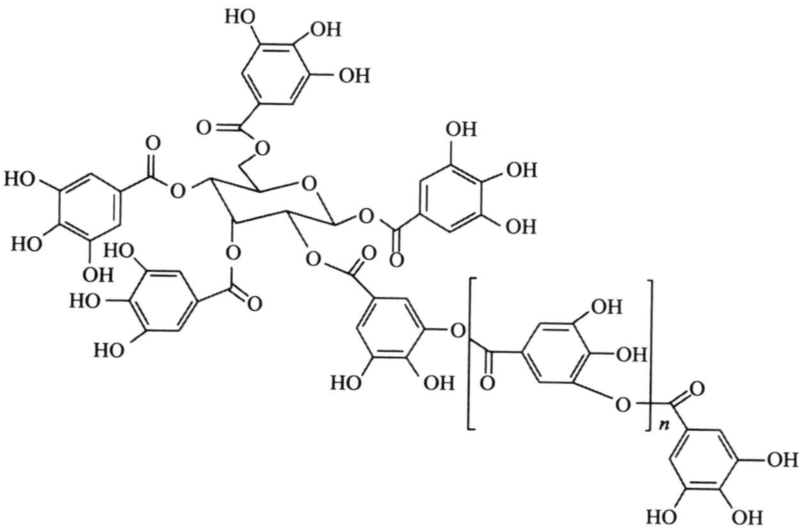

水解单宁

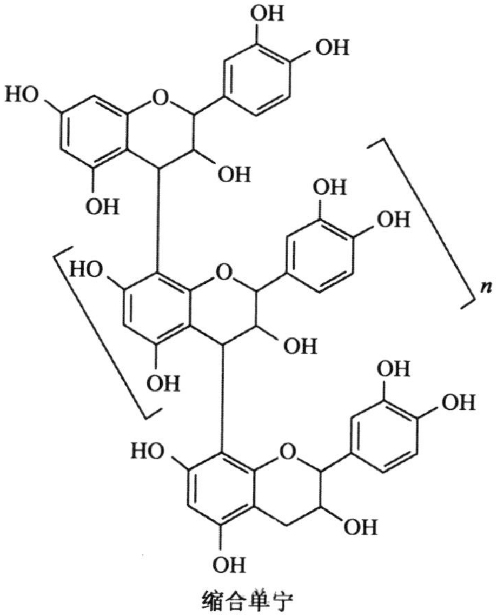

缩合单宁

图 1.1 植物单宁化学结构示意图

团(—NH₂、—SH)形成不溶性复合物,也可与金属离子等结合形成沉淀。根据水解后所生成的酚羧酸不同,水解单宁又可以分为没食子单宁和鞣花单宁。没食子单宁水解后产生没食子酸,鞣花单宁水解后产生鞣花酸(图 1.2)或其他与六羟基联苯二酸有生源关系的物质。水解单宁的多元醇核心种类很多,如葡萄糖、金缕梅糖、果糖、木糖、奎宁酸等,但最常见的是 D-葡萄糖,鞣花单宁的多元醇核心基本上都是 D-葡萄糖。

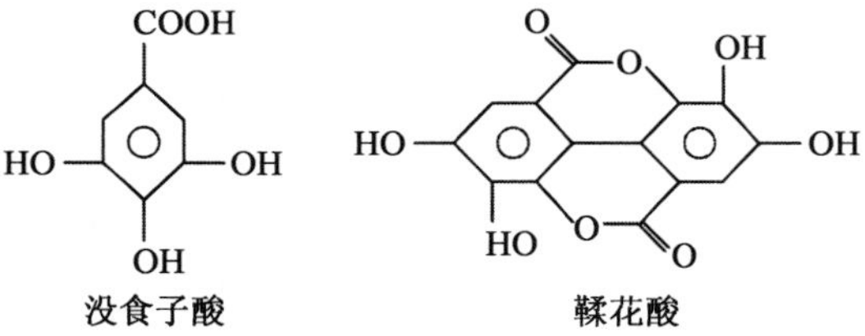

图 1.2　没食子酸及鞣花酸化学结构示意图

　　没食子单宁在植物界的分布非常广泛,主要是由 β-D-葡萄糖与没食子酰基或缩酚酰基联结而成的酯。五倍子单宁,又叫单宁酸,即是一种典型的水解单宁。

　　与没食子单宁相比,鞣花单宁在自然界中分布更广,化学结构更复杂,种类也更繁多。鞣花单宁复杂的化学结构体现在鞣花单宁糖环上取代基类型的多样性、取代基构型的差异、取代基联结位置等方面。

2. 缩合单宁

　　黄烷-3-醇、黄烷-3,4-二醇是缩合单宁的前体化合物;二者通过 C4-C8 或 C4-C6 寡聚或高聚形成缩合单宁。习惯上将相对分子质量为 $500\sim3\,000$ 的聚合体称为缩合单宁,而将相对分子质量更大的聚合体称为红粉和酚酸。黄烷醇单体是缩合单宁的前身化合物,而缩合单宁经进一步缩合生成红粉和酚酸。植物化学家又常将这类化合物称为原花色素,即是指从植物中分离得到的一切无色的在热酸中处理下能产生花色素的物质,它包括单体原花色素和聚合体原花色素。

　　在黄烷-3-醇中,儿茶素和棓儿茶素是最重要的化合物,分布最广,它们构成了缩合单宁的基础。黄烷-3-醇还能在适当的氧化条件下发生脱氢偶合反应生成单宁,但这类单宁同样也不具有原花色素型的化学结构,如红茶中的单宁。

　　黄烷-3,4-二醇被认为是一种单体原花色素,又可以称为无色花色素,在酸-醇处理下产生花色素。黄烷-3,4-二醇的化学性质非常活泼,易发生缩合反应,因而在植物体内含量较少。黄烷-3,4-二醇能与黄烷-3-醇发生缩合反应生成二聚原花色素。

　　黄烷-3,4-二醇和原花青素的化学结构示意见图 1.3。

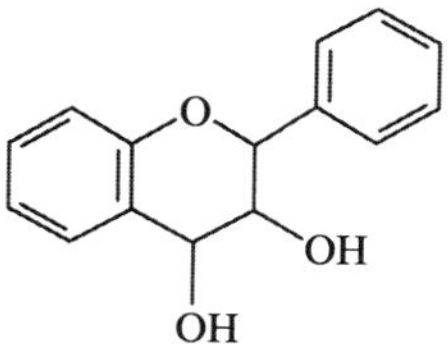

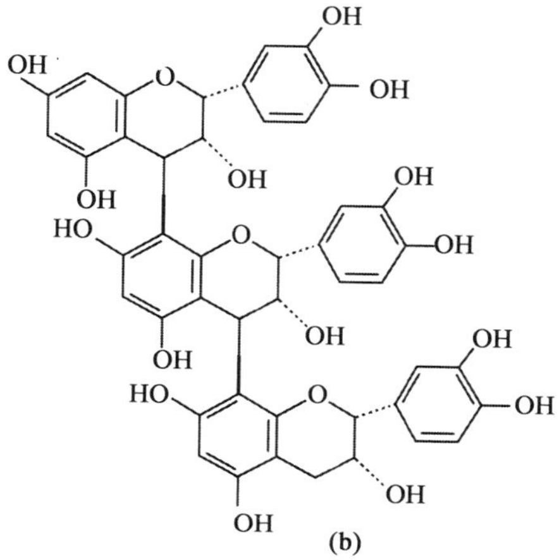

图 1.3　黄烷-3,4-二醇(a)和原花青素(b)化学结构示意图

1.2　植物多酚与食品成分的相互作用

　　如果要让酚类化合物对人体产生影响,需要在消化的时候使其被释放然后在肠道内有一定量的吸收。也正是由于这方面原因,它们的生物可接受率和生物利用度被广泛地研究和探讨。

　　因为多酚化合物结构的多样性,它们有不同的特性,如溶解度和极性,可以使它们与其他分子发生不同的相互作用。它们可以相互作用,也可以与周围的其他分子相互作用。分子越大拥有的羟基数量越多,这使它们容易与周围环境进行大量的相互作用。它们的结构、羟基的排列、分子的平面性、糖单元的排列和其他因素都影响着植物酚类物质在人体中的作用发挥。

　　植物多酚可通过疏水键和多点氢键与蛋白质发生结合反应是其最重要的化学特征。多酚与食物中分子的相互作用大多数以非共价疏水作用为基础(Yuksel et al.,2010)。在多酚和蛋白质,多酚和碳水化合物(Shpigelman et al.,2010)的相互作用中氢键结合起到重要作用。蛋白质和植物多酚的相互作用也可以导致共价结合(Kroll et al.,2003)。形成共价键的条件是酚类化合物有形成醌或半醌自由基的能力(在两步反应中)。有研究认为可以通过多酚的运送和释放在胃肠道中创建积极、抗氧化的环境。这些多酚作为抗氧化剂,可以保护营养素如蛋白质、脂肪和维生素不被氧化。胃肠道内包围在多酚附近的营养物质如蛋白质、碳水化合物和脂类对多酚的生物可接受率和生物利用度有很大的影响。许多这样的营养素有非常复杂的构造,可以截留多酚从而改变其吸收的可用性。近年来的研究表明这些交互非常重要,可以使多酚有不同的作用。多酚也可以与蛋白质相互作用使蛋白质沉淀,营养价值、酶活性及其他生物效应损失。越来越明显的是多酚在人体中有很多潜在的生物活性,而这些活性受多酚与其他大分子相互作用而影响。

多酚还可以与生物碱、花色苷以及多糖、磷脂、核酸等多种生物分子复合反应。这些反应都属于分子识别的结合机制,要求多酚和各种底物(蛋白质、生物碱、多糖、花色苷)在结构上互相适应和互相吻合,通过氢键或疏水键形成复合产物,多数情况下这种复合反应是可逆的。

植物多酚中多个邻位酚羟基可与金属离子发生络合反应,该反应是其多种应用的化学基础。抗氧化性也是植物多酚的一个重要性质。由于植物多酚的酚羟基中的邻位酚羟基极易被氧化,且对活性氧等自由基有较强的捕捉能力,使植物多酚具有很强的抗氧化性和清除自由基的能力。另外,植物多酚在 $200\sim300$ nm 还有着较强的吸收紫外光能力。

1.2.1　多酚与蛋白质相互作用

多酚与蛋白质的结合反应是多酚最具有特征性的反应之一。单宁最初的定义就来自于它具有沉淀蛋白质的能力。多酚与口腔唾液蛋白的结合,使人感觉到涩味,因此多酚与蛋白质结合的这个性质又称为涩性或收敛性。与蛋白质结合反应也是植物多酚最重要的化学性质,这个反应广泛地存在于自然界中。多酚作为植物的次生代谢物,其涩味使植物免于受到动物的噬食和微生物的腐蚀,构成植物的一种自我防御机制。这个反应更重要的意义在于它是人类广泛利用多酚的基础,如人类利用单宁鞣革已经有几千年的历史。与鞣革历史同样悠久的是草药,大多数草药活性成分中含有多酚,多酚的收敛性和对酶、细菌、病毒的抑制作用等生物活性无不与多酚-蛋白质结合有关。多酚的涩性也与人类的食物有密切关系,如何得到茶、咖啡、葡萄酒、啤酒、果汁饮料的良好口感,即存在控制涩味平衡的问题。此外,多酚的收敛性也是营养学中的一个重要课题。多酚与食物中蛋白质的结合及与消化道内消化酶的结合,会降低人、畜对营养的吸收。如何解决这方面的问题,也在多酚-蛋白质反应研究范围内。

人们对多酚-蛋白质反应的认识是从单宁开始的。单宁从水溶液中把蛋白质沉淀出来,在这个反应过程中,单宁与蛋白质互相结合,最初形成的是可溶性的复合物,当结合到充分的程度,复合物就沉淀出来。此反应为可逆反应,往沉淀复合物中添加过量蛋白质可减少沉淀,丙酮、碱溶液也可使复合物解析为原来的单宁和蛋白质。

蛋白质可以结合多酚主要是非共价疏水键之间的作用,可以通过疏水结合而稳定。非共价结合包括疏水作用、范德华力、氢键结合以及离子键结合,这些结合方式比共价结合要弱并且经常是可逆的(Nagy et al.,2012)。茶经常被用来研究蛋白质和酚类化合物之间的相互作用。茶作为世界上最受欢迎的饮料之一经常与奶一起消费。奶中的蛋白质主要是酪蛋白。体外试验表明茶中的酚类化合物和 α 及 β 酪蛋白的结合既有亲水结合又有疏水结合,但是疏水结合是主要的。最近的体外试验证实绿茶中的酚类化合物和奶中蛋白质是疏水结合(Yuksel et al.,2010)。Kanakis 等(2011)研究了体外酚类化合物与 β-乳球蛋白的络合反应,它们之间的结合包含亲水和疏水结合。Von Staszewski 等(2012)研究了 β-乳球蛋白或酪蛋白肽与绿茶多酚之间的结合,结合形成时会出现大分子颗粒,这种结合是疏水结合。Frazier 等(2010)研究了体外茶中儿茶素、葡萄种子中原花青素、含羞草中 5-脱氢原花青素和高粱中原花青素与明胶的相互作用。酚类化合物与明胶的反应涉及与蛋白质分子的多位点结合及氢键结合,而且氢键结合是主要的。

蛋白质和酚类化合物也可以通过共价键结合。Ali 等(2012)证实了咖啡单宁酸与咖啡豆中蛋白质的共价结合的存在。共价结合也存在于酶(α-淀粉酶、胰蛋白酶和溶菌酶)与酚类物质之间。共价结合是蛋白质与酚类化合物不可逆结合的结果,此时酚类转化为醌类与蛋白质分子中的亲核基团发生反应(Beart et al.,1985)。

酚类物质的结构和分子质量在蛋白质-酚相互作用中起重要作用。已经证实酚的分子质量越大越容易结合蛋白质,结合得也越稳定。多酚分子的灵活性也同样重要。灵活性强的多酚分子对不同的蛋白质(明胶和牛血清蛋白)显示同样强度的结合,而灵活性弱的多酚分子对某些蛋白质(明胶)结合性较强而对另一些(牛血清蛋白)结合性较弱(Frazier et al.,2010)。此外,酚类化合物中—OH 基团越多就越容易结合蛋白质(Kanakis et al.,2011)。研究发现,一些酚类化合物分子的结构特性十分重要,包括分子质量、结构的灵活性及—OH 基团的数目。

蛋白质和多酚的相互作用有不同的生物效应。二者相互作用会影响蛋白质的结构、性能和品质。如果酚类化合物与蛋白质的疏水基结合,蛋白质的结构会发生改变导致蛋白质折叠性和功能性的改变,因为只有弱疏水基可以存在于蛋白质表面。Rawel 等(2002)通过体外试验研究了酚酸和类黄酮与大豆蛋白之间的相互作用。他们认为蛋白质与酚类化合物的结合会引起蛋白质分子静电荷的改变,从而影响这些衍生物的溶解性。

　　一些研究表明酚类化合物与蛋白质结合会屏蔽一些必需氨基酸从而影响氨基酸的可用性。Rawel 等（2002）认为酚酸和类黄酮与唾液蛋白的结合会影响蛋白质分子赖氨酸、色氨酸和半胱氨酸残基的屏蔽，从而降低赖氨酸和色氨酸的可用性。Petzke 等（2005）研究了用绿原酸处理 β-乳球蛋白并测试相互作用对蛋白质品质和发育中的老鼠氨基酸缺乏的影响。结果表明，在老鼠发育中 β-乳球蛋白和绿原酸的相互作用不会导致额外的特定必需氨基酸的缺乏。

　　多酚与蛋白质相互作用也会影响胃肠道酶对蛋白质的消化。与绿原酸的相互作用会引起乳清蛋白消化率的降低，但由于乳清蛋白的高营养品质观察到的影响并不如此明显。研究发现当老鼠喂食大豆蛋白与酚类作用的衍生物时，会出现氮排泄增加，氮的消化率、生物学价值和净蛋白的利用率也会受到影响（Rohn et al.，2006）。

　　酚类化合物可以与酶如 α-淀粉酶结合并改变它们的活性，这可能与预防蛀牙相联系。α-淀粉酶的一些功能会导致牙菌斑和蛀牙（Rawel et al.，2006）。通过抑制它的活性，酚与 α-淀粉酶结合对预防龋齿有积极的作用。酚类和溶菌酶相结合，降低其溶解活性。α-胰凝乳蛋白酶的活性在于多酚相互作用后被抑制，结果使食物蛋白的水解变慢，与基质的亲和性也降低。

　　一些研究测试了多酚与蛋白质相互作用对多酚生物利用度的影响。早期的研究表明这种影响很小。通常认为膳食中的蛋白质对酚类化合物吸收（可可儿茶素）的影响很小。通过人类志愿者的体内试验，Van het Hof 等（1998）发现绿茶和红茶中加入牛奶不会影响儿茶素的生物利用度。但最近的研究发现多酚与蛋白质相互作用会产生积极或消极的影响。Duarte 等（2011）通过研究认为牛奶成分和咖啡多酚的相互作用会对咖啡多酚的生物利用度产生消极影响。

　　此外，有研究表明多酚与蛋白质相互作用会有一些积极影响。由于多酚与蛋白质的相互作用，酚类物质可以被运送到胃肠道的下游部分，一些携带多酚的蛋白质被称为纳米载体。这种复合物对多酚的活性有影响，它们可能会保护多酚避免氧化降解，如表没食子儿茶素没食子酸酯与热 β-乳球蛋白之间的复合（Shpigelman et al.，2010）。已经发现多酚与蛋白质的结合可以保护它们的抗氧化活性，在多酚与牛奶蛋白结合的体外试验中已经证实。实际上，由于蛋白质与多酚的相互作用，酚类物质的抗氧化活性受到屏蔽保护（Arts et al.，2002）。

　　综上所述，酚类化合物通过与蛋白质结合，可能会影响一些氨基酸的可用性，改变蛋白质的结构，进而影响蛋白质的功能和可消化性。然而，这种影响的强度依赖于蛋白质本身的营养品质。多酚可以与酶相互作用并改变酶活性，从而导致不同的结果。有些影响是积极的，如抑制 α-淀粉酶活性可以预防蛀牙。

而在消化酶受到抑制时,相互作用会影响消化过程。蛋白质-多酚结合也对多酚产生影响,有蛋白质存在的情况下,一些多酚的活性可能会被屏蔽,如抗氧化活性。蛋白质与多酚相互作用也可能会影响多酚的生物利用度。另外,由于多酚与蛋白质相互作用,蛋白质可以作为携带多酚通过胃肠道的载体并保护它们免受氧化反应。

多酚对蛋白质的沉淀可认为是一个表面过程。可以分为两步:首先多酚在蛋白质表面结合,然后在蛋白质分子间形成多点交联,最终导致沉淀。

Haslam(1989)等在研究了棓酸酯类多酚与 BSA 以及其他蛋白质和蛋白质模拟物的反应规律之后提出在植物多酚与蛋白质的反应中存在三种反应模式。即当溶液中蛋白质的浓度较低时,众多的多酚分子在蛋白质表面结合形成单分子的疏水层。当结合的多酚分子达到一定的数量,使蛋白质表面的疏水性足够大时,沉淀随之发生。如果继续增加蛋白质的浓度,由于溶液中蛋白质的比例增加,产生了交联,即蛋白质分子被多酚分子联结成聚集体,其结果是蛋白质更加容易沉淀,但能够供多酚分子结合的表面积降低,因而随蛋白质一起沉淀的多酚减少。因此导致蛋白质浓度较低时多酚沉淀率高,而蛋白质浓度较高时多酚的沉淀率反而降低。即使是低分子多酚类以及简单酚,如邻苯三酚和间苯二酚,当在水中的浓度足够大时,也可以在蛋白质表面形成疏水层而使蛋白质沉淀。

植物多酚与低分子酚在同蛋白质反应模式中的区别在于多酚可以按多点结合的形式在蛋白质分子间形成交联。多酚(尤其是单宁)的化学结构特点(分子质量大、反应基团多)是产生这种模式的内在原因。测定多酚-蛋白质复合物的分子大小,可以证实这种交联的发生。

由于植物多酚和蛋白质结构复杂,加之多酚多以混合物形式存在,这给从分子水平研究多酚与蛋白质反应的结合方式和结合部位带来极大的困难。20 世纪 80 年代中,Haslam 等对多酚与蛋白质反应机理进行了科学的总结,提出多酚是以疏水键和多点氢键与蛋白质反应的理论,并提出了"手套-手"反应模式(图 1.4)。反应历程是植物多酚先通过疏水键向蛋白质分子表面靠近,多酚分子进入疏水袋,然后发生多点氢键结合。这是目前最完善的多酚-蛋白质反应机理。

多数情况下,多酚与蛋白质的结合是可逆的,但由于某些外界因素的影响,如氧、金属离子和酸,使接近的两个分子可能产生共价键联结,形成不可逆结合。在酶、高价态金属离子或碱性溶液中,多酚易被氧化,形成非常活泼的邻醌。多聚原花色素在酸的催化下黄烷间联结键断裂形成正碳离子。邻醌和正碳离子都是高亲电中心,很容易与蛋白质分子中亲核基团(—NH_2,—SH)形成共价键结合。这种不可逆结合广泛存在于自然界,如水果和水果汁、茶叶和可可加工过程中的酶促褐

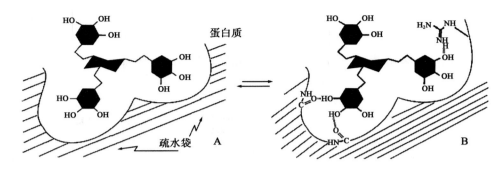

图 1.4　植物多酚与蛋白质反应机理

变和非酶促褐变；啤酒中永久浑浊的形成；红葡萄酒陈放过程中色泽和涩味的变化。

1.2.2　多酚与脂类的相互作用

多酚化合物可以与食物中的脂类相互作用。一些研究显示这些相互作用在脂肪吸收过程中产生的影响会对健康有益。

膳食脂肪进入消化过程是从咀嚼开始，在这一过程中脂肪变成了乳剂。随后它们进入胃和十二指肠。在胃肠道中，乳剂暴露在表面活性剂中进行乳化作用。此外，脂肪酶进行脂类分解的过程，脂肪分解成更小的粒子然后被吸收。滴液大小和表面积等特有乳剂性质对脂肪酶活性有重要作用。因此，任何可能影响乳剂性质或脂肪酶活性的分子都可能改变和影响脂肪的吸收过程。换句话说，乳剂周围的分子可以在油滴里面，油滴周围的水相或在界面区域找到。这个分区是取决于分子的极性。非极性分子可以在脂相找到，极性分子可以在水相找到，两性分子可以在两个区域的交界面找到。在这些位置它们可以改变对脂肪酶活性很重要的油滴的表面或大小，通过对乳液性能的影响，这种分子可能影响脂肪酶活性的降低，因此减少脂肪的吸收。

Shishikura 等（2006）研究了体外乳化作用过程和酚类化合物对这一过程的影响。建立了一个从橄榄油、卵磷脂和胆汁盐而来的乳液模型去模拟小肠环境。研究发现，绿茶和红茶多酚通过增大液滴大小和减少特定表面积来影响乳液。茶多酚和卵磷脂的相互作用可能是这一影响的原因。在乳液表面卵磷脂具有亲水基团，而多酚含有很多羟基。它们可能相互作用形成复合物。此外，多酚可能充当复合物形成聚合复合物的桥梁，从而增大滴液大小。另外一个增加滴液大小的原因可能是茶多酚并入脂质层从而导致乳液物理化学性质的改变（增大滴液大小和减少表面积)。增大滴液大小的环境被认为可以导致脂肪酶活性和脂肪吸收的降低。其他研究也认为酚类化合物会抑制脂肪酶活性和脂肪吸收过程。Uchiyama 等(2011)研究了红茶多酚对饮食导致的老鼠肥胖的影响。研究表明,红茶多酚抑制了脂肪酶活性及肠道脂肪的吸收,研究还发现红茶多酚抑制大鼠血浆中甘油三酯水平的升高。Sugiyama 等(2007)研究了苹果多酚和原花青素对脂肪酶活性(体外)及甘油三酯吸收(老鼠和人类)的影响,发现苹果多酚和原花青素同样抑制了脂肪酶活性和甘油三酯的吸收。

有研究表明,多酚与脂类的相互作用对酚类吸收的影响很小。例如 Schramm 等(2003)研究食物(富含脂类、蛋白质、碳水化合物的膳食)对人体可可黄烷醇吸收的影响。他们发现膳食(牛奶,黄油)中的脂类对黄烷醇的吸收影响很小。

另外,脂类和酚类化合物相互作用时,脂类能够"捕获"酚类化合物并且保护它们通过胃肠道。通过这种方式,脂类可能会帮助运送酚类物质在胃肠道的较低部分。Ortega 等(2009)研究了可可多酚在富含脂肪的基质中的体外消化。他们认为可可中的脂肪可能会通过形成胶束使酚类化合物消化时更加稳定的方式来保护可可多酚。

还有一些研究认为多酚类物质在胃肠道中有一些潜在生物活性,在那里它们可以创建积极的抗氧化环境或与脂质过氧化的有害产物反应,即脂类可能在胃里经历一个氧化过程导致脂质过氧化反应产物增加。这对肉类食物特别重要因为肉中含有各种各样容易发生脂质过氧化作用的不饱和脂肪酸,胆固醇和其他成分。脂质过氧化产物会被吸收然后导致不同的伤害。Gorelik 等(2013)研究了向肉类食物添加红酒及红酒对由于肉类食物消化产生的脂质过氧化产物伤害的影响。添加红酒可以完全阻止低密度脂蛋白被脂质过氧化产物修饰。一个可能的机制可能是来自酒中多酚类物质及它们的抗氧化特性;另一个可能的机制是多酚与脂质过氧化产物的相互作用;还有一种可能是脂类与多酚的相互作用阻碍了脂肪的吸收。其他研究也表明多酚化合物(槲皮素、芦丁、儿茶素、咖啡酸和绿原酸)可以抑制脂类氧化(Lorrain et al.,2012)。

另外,脂类与多酚的相互作用可以形成多酚物质的纳米载体来通过胃肠道。Barras 等(2009)研究了脂类包埋类黄酮的纳米胶囊,脂质纳米胶囊对水不溶性或 pH 敏感药物的运送是非常有用的,他们推断这些纳米胶囊可以用来作为类黄酮的运送载体。

看起来脂类与多酚的相互作用在减少脂肪吸收方面有积极作用从而对健康有积极影响。此外,脂类-多酚相互作用可以在它们通过胃肠道时保护多酚类物质,这也有利于多酚类物质在胃肠道中发挥其有益效果,在那里多酚可以与脂质过氧化的有害产物相互作用,多酚类物质可以降低脂质过氧化的产物造成的很多伤害。而且,脂类-多酚相互作用也被用来生成纳米胶囊,这些胶囊可以作为多酚物质通过胃肠道的载体。

1.2.3 多酚与碳水化合物的相互作用

碳水化合物包括膳食纤维可以与多酚相互作用,并且这种相互作用对人体有重要作用。多酚与碳水化合物的研究主要是通过体外试验进行。多酚与不同碳水化合物的相互作用起源于细胞壁,例如果胶、纤维素或膳食纤维,已经发现原花青素可以与细胞壁碳水化合物相结合。研究同时也强调聚合物中原花青素的比例越高相互作用就越多(Watrelot et al.,2013)。原花青素对果胶具有高亲和力,这是因为疏水口袋的形成可以将原花青素封进内部(Le Bourvellec et al.,2005)。碳水化合物分子中的口袋在矢车菊素与 β-环糊精的相互作用中尤其重要(Fernandes et al.,2014)。花青素和酚酸与植物细胞壁成分(纤维素和果胶)之间可以相互作用,细胞壁成分可以和花青素和酚酸相互反应。这种相互作用形成的原因是多酚和细胞壁成分之间的弱键(氢键和疏水作用)作用(Padayachee et al.,2012)。氢键是形成于多酚的羟基和多糖糖苷键的氧原子之间,共价结合可以在酚酸和多糖之间形成。复合体的多孔结构和细胞壁表面特性也非常重要。Wang 等(2013)研究了多酚结构对于与多糖结合的重要性,他们认为黄酮类的羟基化(三个或更少—OH)和儿茶素的聚合增加了燕麦 β-葡聚糖的吸收,酚酸的甲基化或甲氧基化降低了吸收。

这种相互作用的结果是多重的。

首先,会对多酚化合物的生物利用度产生影响。一些研究表明由于碳水化合物和多酚结合的形成使多酚的生物利用度降低,这种结合其实是碳水化合物捕获多酚到它们的结构中。Adam 等(2002)通过大鼠模型试验来研究在复杂谷物体系(整体或白面粉)中阿魏酸的生物利用度,结果发现谷物体系限制了阿魏酸的生物利用度。导致这一结果的原因可能使阿魏酸通过与阿拉伯木聚糖或木质素的交联与纤维组分发生作用。一些研究表示人类膳食中碳水化合物的存在可以提高一些多酚的摄入。例如,在一个人类志愿者的研究中,碳水化合物(面包)的摄食显著提高了黄烷醇的摄入(Schramm et al.,2003)。Serra 等(2010)同样通过体外试验的研究证实富含碳水化合物的食物提高了单体原花青素的摄入。另有研究发现二聚和三聚原花青素的吸收在富含碳水化合物的食物中被抑制。

多酚的生物利用度可能依赖于结合物中释放多酚的多少,有几个因素会对其产生影响:多酚结构、多酚-碳水化合物结构的复杂性、酶与碳水化合物接触的可能性。但是即使是非释放的多酚也会对人体产生潜在的积极作用。越来越多的研究指出了多酚-碳水化合物在结肠中不同的积极作用。多酚被运送到结肠，在这里它们可以通过不同的酶和结肠中存在的微生物的作用在复合结构中释放出来。

多酚运送至结肠会产生机制不同的作用：①从相关分子中释放多酚可以提高它们在结肠中的生物可接受率；②多酚和碳水化合物对结肠微生物群的生长有积极作用；③消化道中的微生物可以代谢释放出来的多酚化合物；④代谢物可以表现出各种积极的影响；⑤通常代谢物和多酚可以创造结肠中积极的抗氧化环境。

大多数到达结肠的多酚都是在胃肠道的上游不被吸收和与膳食纤维结合的多酚。膳食纤维可以作为捕捉器并且限制酶扩散至底物，从而使多酚可以运送到结肠。实际上，最近的发现已经证实纤维具有携带抗氧化食物到达结肠的作用，在这里它们能够促进有益微生物的生长抑制有害微生物的生长。Tuohy 等（2012）描述了全植物食物，多酚和纤维素对人类肠道微生物的影响，它同时也表明多酚可以从这些模型和代谢物中释放出来。MacDonald 等（2012）认为有活性的膳食组分及其肠道菌群创建了一个复杂的环境直接影响结肠的致癌。另外，多酚与膳食纤维的结合也可以提高脂肪的排泄，蛋白质，水和粪便的排除；它们对脂肪代谢，总胆固醇，低密度脂蛋白-胆固醇和三酸甘油酯有积极的影响；并且它们也可以增加大肠中的抗氧化活性（Saura-Calixto，2011）。

碳水化合物和多酚的相互作用也可以用来做微型胶囊，通过这种方式活性成分被隔离（保护）直到它们被释放出来。绿茶多酚可以作为涂层材料封装在麦芽糊精中。这种微胶囊化的绿茶提取物比没有胶囊化的绿茶提取物可以更有效地缓解心血管危险（Jung et al.，2013）。

另一个重要的相互作用是碳水化合物与多酚-蛋白质复合物的相互作用。食物中存在的碳水化合物可以通过与多酚的结合而打断多酚-蛋白质复合物。聚半乳糖醛酸，阿拉伯树胶，果胶和黄原胶可以阻止原花青素 B_3 和胰蛋白酶的结合（Goncalves et al.，2011）。阿拉伯树胶，果胶和聚半乳糖醛酸阻止唾液蛋白和葡萄种子原花青素的结合（Soares et al.，2012）。碳水化合物阻断多酚-蛋白质的结合可以预防这些复合物的消极作用，比如抑制酶活或影响对某些食品收敛性的感知。此外，碳水化合物与多酚的相互作用会影响碳水化合物的发酵。结合态和自由态的阿魏酸可以抑制阿拉伯木聚糖的发酵，这可能是通过抑制酶活性来实现（Snelders et al.，2014）。

多酚化合物与碳水化合物结合，这对它们在人体的生物可接受率和生物可利用度非常重要。与碳水化合物结合使多酚可以在结肠释放并与酶和微生物接触从而被利用。释放出来的多酚可以在结肠中被利用并且被肠道中存在的微生物代谢。代谢物的作用仍然在研究中但已经有越来越多的证据表明这些代谢物有不同的积极作用。多酚与碳水化合物的结合也可以使碳水化合物携带多酚通过胃肠道。多酚与碳水化合物的相互作用也会影响碳水化合物的发酵。

上述这些复合反应中,对多酚具有亲和性的底物都有较大的分子质量。对于蛋白质和脂质,所表现出的亲和性也与其酸碱性有关,中性或碱性分子的复合趋势较酸性分子高。蛋白质、磷脂、多糖是细胞膜的主要成分,因此我们可以推断,多酚可以通过其对细胞膜的亲和力而与细胞发生结合。

1.2.4 植物多酚与无机盐的作用

在植物多酚的分离和应用中,往往需要考虑无机盐的影响。多酚对无机盐是高度敏感的,其作用包括两个方面,一是静电作用,二是络合反应。前者主要是一个物理过程,通过无机盐的脱水和盐析促进多酚溶液或胶体的沉淀;后者主要是一个化学过程,多酚以邻位二羟基与金属离子形成五元环螯合,可能同时还发生氧化还原等其他反应。多酚对于大多数金属离子都可以发生显著的络合,特别是单宁,其络合能力较小分子酚高得多。这一特性可以用于多酚的定性定量检测。

1. 静电作用

在较高浓度下,中性盐通过静电作用降低了多酚在水中的溶解性,也促进了多酚的沉淀。采用紫外分光光度法可以测定多酚在盐溶液中的溶解度。高浓度盐溶液的加入使多酚溶液紫外吸收降低。盐浓度越大,吸收降低得越多,则表明体系中多酚的浓度随盐浓度的增加而减少,一部分多酚发生了沉淀。

各种碱族和碱土族金属盐溶液均能使多酚的溶解度降低,对于周期表中同类金属元素,其金属活性越强,使多酚的溶解度降低越明显。二价金属离子比一价金属离子更易使多酚溶解度减少。可见,无机盐使多酚溶解度的减少是一个共性。盐中的金属离子越活泼,离子强度越大,多酚分子中的疏水基团在水中的溶解越困难,促使整个多酚分子更易沉淀,不仅能降低多酚的溶解度,而且也能促使已溶解的多酚沉淀下来。

可以从两方面来解释中性盐对多酚在水溶液中稳定性的影响。从物理化学的角度看,对于整个多酚分子而言,由于无机离子强烈水化作用的结果,使原来高度水合的多酚分子发生脱水作用,因而易产生聚集沉淀。从多酚分子带有疏水性的基团来看,中性盐的加入会使溶液中的多酚分子排列发生变化。在水溶液中,多酚分子内和分子间的疏水基团有一定程度的聚集。但还不足以使其发生沉淀。在盐溶液中,由于带正电荷的无机离子与疏水基强烈的排斥作用,多酚分子内和分子间疏水基团的聚集进一步加强,从而使多酚分子沉淀的概率更大。正因为中性盐离子对疏水基团聚集的作用,使其在以疏水键合为主要结合方式的多酚-蛋白质、多酚-生物碱、多酚-其他分子复合反应中起到促进结合的作用。

在多酚PGG的溶液中,当Ca^{2+}的浓度高达3.5 mol/L时,静置后样品也不产生沉淀。但PGG的紫外吸收峰在Ca^{2+}存在时,完全发生了变化,产生了新的吸收峰。Ca^{2+}浓度越大,变化越明显。其他碱族或碱土族金属离子虽使PGG部分沉淀,但不会对PGG的特征吸收产生影响。这说明,与其他离子不同,Ca^{2+}能与PGG形成溶解性较好的络合物。Ca^{2+}的这一独特性质,对多酚-蛋白质反应具有一定的调节作用。

2.络合反应

与金属离子的络合是酚类物质的共性,多酚的特性在于它分子中的多个酚羟基之间具有协同作用,一般络合主要发生在多酚分子中两个相邻的酚羟基上。多酚的酚羟基一般是以离子态的氧负离子和金属离子络合,未离解的酚羟基虽然也可以配位,但其稳定性比离解的氧离子差得多。因此多酚的络合可以看成由两步反应组成:首先使酚羟基的离解;然后氧负离子作为配体与金属离子进行配位。螯合通常降低了多酚的水溶性,单宁的金属络合物一般是沉淀。由于配合轨道间的电荷转移,使络合后的多酚往往在颜色上有很大的改变。

越来越多的研究表明,多酚与食物中分子(脂肪、蛋白质、碳水化合物)的相互作用对多酚在体内的命运和作用起重要在影响。因为多酚是与其他食物成分一起进入体内,多酚可以与其他物质接触并与脂肪、蛋白质和碳水化合物作用。虽然可以形成氢键和共价键结合,但主要还是疏水结合,形成各种关联。相互作用后的化合物生物活性不同于任何单一化合物的活性。脂肪-多酚复合物可以使脂肪的吸收减少。此外,脂肪分子中多酚的存在可以阻碍自由基进入脂肪分子,减少脂肪氧化,从而减少有害的脂质氧化产品的产生。蛋白质-多酚结合可能会影响收敛性感觉、蛋白质的生物活性、某些氨基酸的可用性,甚至是蛋白质的消化率。酶活性抑制也是这些相互作用的结果。一部分的多酚和其他分子之间的相互作用被认为是非常重要的。多酚运送到大肠,在那里它们被释放并显示不同的积极作用,如创造抗氧化环境,鼓励发展有益的细菌,抑制病原菌的生长等。此外,它们的代谢物也被认为是有积极的影响。尤其是在多酚与碳水化合物的相互作用。这也表明,多酚类物质与脂质,蛋白质和碳水化合物的相互作用会影响多酚生物可接受率和生物利用度。

大分子如脂类、蛋白质和碳水化合物作为运送多酚通过消化道的载体的能力特别受认可。此外,产生的结合物也可以防止多酚氧化降解。

很明显多酚类物质和食品配料之间的相互作用非常重要,它们会影响我们对多酚的理解。大多数研究表明多酚和其他食品配料的相互作用会产生积极影响。一部分研究解释了由于相互作用(蛋白质和酶的相互作用)可能会降低营养价值。未来的研究应该考虑多酚和其他化合物的相互作用,因为它们的接触是不可避免的。研究这些复杂的反应和它们的后果来解释多酚有利影响的可能性变得越来越明显。

1.2.5 植物多酚对酶的抑制作用

植物多酚对生物大分子如蛋白质、多糖的结合特性以及与金属离子的络合特性等化学性质使其具有多种生物活性,而这些生物活性重要体现之一是多酚对酶的抑制作用。单宁的酶抑制作用在植物多酚中最为突出,主要原因在于单宁所特有的分子结构和蛋白质结合能力。

以单宁为主的植物多酚是多种酶促反应的有效抑制剂,单宁对各种酶普遍显示了抑制作用。单宁对酶促反应的抑制作用可能是几方面因素共同作用的结果:首先,作为生物催化剂的酶其化学本质是蛋白质,与一般的蛋白质一样,酶也可以与多酚结合生成可溶或不可溶的结合物。结合物的构形相对于酶会有所改变,酶的催化活性降低或丧失;其次,对于以蛋白质、多糖等生物大分子为底物的酶促反应,单宁也可同时与底物结合,剥夺酶的催化反应底物,或生成对酶反应活性降低的底物;此外,金属离子如 Mg^{2+}、Zn^{2+}、Mn^{2+} 对某些酶起到激活作用,有的还作为酶的辅基构成酶催化活性部位,多酚对这些金属离子的络合也可对酶产生抑制作用。一般认为,单宁对酶的抑制作用主要是由于单宁对蛋白质的结合性。

1.3 植物多酚/单宁的功能活性

1.3.1 植物多酚的生物利用度

日常摄入多酚的量及摄入多酚的生物利用度对营养学研究都很重要。食品成分必须以某种可利用的形式来发挥生物效应。多酚生物利用度的定义是到达循环系统的剂量部分,在那里它以不同的量分布到组织并引起反应。

食物多酚的吸收主要取决于它们的化学结构,而结构依赖一些因素如糖基化水平、酰基化水平、基本结构(如苯和黄酮衍生物)、与其他酚类物质的结合、分子大小、聚合程度和溶解度等(Karakaya,2004)。

人们普遍认为酚类物质的生物利用度非常低,与摄入量相对的尿排泄量的值从花青素的 0.3% 到大豆异黄酮的 43%(Manach et al.,2005)。这展示了不同多酚的生物利用度的可变性。当食物多酚的分子质量大时这种生物利用度可能更低,食物中这种复杂酚类的含量比简单酚类要高,并且复杂酚类的量由于其分析手段的不完善在很多研究中被低估了。这些复杂多酚的微生物代谢物是一些小分子,这些代谢物在肠中可以更好地吸收。这表明多酚的系统性影响可以通过微生物代谢来调节。配糖体水解后的产物会比原本的化合物更具生物活性作用,在小肠中葡萄糖苷异黄酮由于它们的大的分子质量和高度亲水性,与异黄酮苷元相比很不好吸收。

单宁的代谢和生物利用度的相关研究较少。单宁要在机体内发挥其生物学效应,其对于靶组织的可利用度是非常重要的,单宁生理活性的发挥依赖于其在肠道内的吸收和利用情况。高聚合度单宁很难在肠道内被直接吸收,它们通常在小肠内与蛋白质、淀粉及某些消化酶结合,从而更难于被吸收。

目前认为,不同的单宁物质在肠道的不同部位有不同的消化吸收特性。水解单宁的消化吸收主要在小肠内,而缩合单宁的代谢利用发生在结肠部位。单宁在肠道内被微生物代谢利用后,其代谢产物有两种发挥作用的方式:被分解后产生可被机体吸收的代谢产物;分解产物不可被机体吸收,如产物为一些中分子质量的缩合单宁,这时产物存留在肠道内,抵抗肠道内某些微生物代谢产物的促进氧化作用,在肠道局部发挥其抗氧化作用。

多酚可以在组织中或在结肠微生物群的作用下代谢。而且,膳食多酚是小肠、结肠和肝脏中几种酶的底物(水解酶和结合酶)。不能吸收的多酚和由胆汁排泄出的部分一旦到达结肠会被微生物群代谢。黄酮苷类如芦丁在胃肠道的上游不能吸收,但可以被水解后以糖苷配基吸收。肠道微生物群对多酚的代谢是很有必要的。大多数膳食多酚运送到结肠经由微生物作用而被吸收。这种转变对于膳食化合物的吸收和生物活性发挥是很必要的。例如,大部分绿茶儿茶素不能再小肠吸收,结肠中的微生物使不能吸收的儿茶素转变为简单的酚类化合物从而被吸收。

如上所述,多酚的生物利用度很大程度上依赖于肠道微生物群,通过酯酶、葡糖苷酶、去甲基作用、脱羟基作用和脱羧反应进行转化。肠道微生物可以水解苷类、葡糖苷酸、硫酸酯、氨基化合物、酯和内酯。它们也会执行开环反应、还原反应、脱羧反应、去甲基反应和脱羟基作用(Avila et al.,2009)。胆汁分泌的黄酮类葡糖苷酸也可以被微生物水解生成糖苷配基被吸收,从而进入肝肠循环。苷配基被进一步代谢成低分子质量的芳香酸,可以被结肠很好地吸收,这些芳香酸包括苯戊酸、苯丙酸、苯乙酸和苯甲酸(Scalbert et al.,2002)。

1.3.2 植物多酚的功能活性

1.抗氧化和自由基清除能力

酚羟基的还原性是酚类化合物的共性之一。多酚分子中的多个酚羟基可以作为 H 供体,邻苯三酚(如没食子酸)或邻苯二酚(如儿茶素的 B 环)的结构进一步加强了其还原性。酚类的氧化机理,存在两种途径,一是通过酚羟基的离解,二是通过自由基途径。

植物多酚的抗氧化特性是通过几种途径综合体现出来的。首先,多酚以大量的酚羟基作为氢供体,对多种活性氧具有清除作用,可将单线态氧还原成活性较低的三线态氧,减少氧自由基产生的可能性;同时也是各种自由基有效的清除剂,生成活性较低的多酚自由基,打断自由基氧化的链反应;其次,在中性和弱酸性条件下,植物多酚对金属离子具有很强的络合作用。多酚可以多个邻位酚羟基与金属离子螯合,从而阻止金属离子对活性氧等自由基生成和链反应的催化作用。再次,在生物体内的氧化过程中有多种酶起催化作用、植物多酚对大多数酶均表现为抑制性,特别是单宁表现为强抑制能力,但基本不影响对活性氧具有清除作用的超氧歧化酶 SOD 的活性;植物多酚还能与维生素 C 和维生素 E 等抗氧化剂之间产生协同效应,具有增效剂的作用。

以前多用脂质过氧化值得测定来证实多酚的抗氧化性能,由于现代测试手段电子自旋捕集 ESR 技术的发展,使人们可以直观地观察到各种多酚对不同种类的自由基的清除作用及其能力的差别。通过 ESR 光谱可直接观察到多酚对几种活性氧的清除能力,抑制能力与多酚的聚合程度相关,并且取决于用量大小。

食物中的多酚可以通过直接作用与活性氧或刺激内源防护系统来限制氧化性损伤。多酚中的酚基可以接受电子形成相对稳定的酚氧自由基,从而破坏细胞中的氧化反应链。多酚作为抗氧化物的效能很大程度上依赖于它们的化学结构。作为一种抗氧化剂酚本身并不活跃,但邻位和对位双酚有抗氧化能力,且其活性随着氢原子被乙基或正丁基的取代而增强。黄酮类是最有效的植物抗氧化剂,因为它们具有一个或多个与抗氧化活性有关的结构:①B 环邻位多酚;②2~3 个与 4-氧基形成的共轭双键;③3 和 5 位有羟基。具有以上所有特征的槲皮素,是最有效的抗氧化剂。

体外试验表明单宁可以抑制脂质过氧化及脂肪氧化酶的活性,对超氧自由基、羟基自由基和过氧化物自由基都有较好的清除作用。原花青素的活性更多地依赖于其化学结构和聚合度,研究发现当聚合度小于 7 时,其活性随着其聚合度的增加而增加。由于原花青素通常溶解性较差,测定其抗氧化活性时需要考虑对其背景吸收进行校正,采用 EPR 方法分析测定是可行的。

多酚可以抑制体外低密度脂肪酶的氧化,这种氧化被认为是动脉粥样硬化的主要机制。多酚这种抗氧化作用使低密度脂蛋白脂质和 α-生育酚氧化减少(Zhu et al.,1999)。多酚物质也可以发挥抗血栓效应。在体外试验中它们可以抑制血小板凝集(Russo et al.,2001)。它们也在几种动物模型中表现出抑制血小板凝集的效应:大鼠喂食红酒(富含多酚)而不是白酒或酒精,可以阻止血小板反弹效应,而会在断酒后数小时观察到血小板反弹效应。多酚类物质可以改善动脉粥样硬化中早期的内皮功能障碍,内皮功能障碍在斑块形成前与动脉粥样硬化的各种危险因素有关,它是冠心病的预兆。在一些流行病学研究中探讨了多酚摄入量或摄食富含多酚食物与疾病的关系。例如,摄入茶和适量葡萄酒在对照及风险队列中都与降低心肌梗塞危险有关;饮用茶(每天一杯或多杯)也显示可以降低高血胆固醇浓度和高血压的风险(Stensvold et al.,1992)。

2.抗菌活性

多酚会杀死或抑制一些微生物的生长,例如细菌、真菌或原生动物。橄榄,茶,酒和浆果中的植物多酚显示抗菌特性,如茶多酚可以抑制拟杆菌属、梭菌属、大肠杆菌和鼠伤寒沙门氏菌的生长(Lee et al.,2006),浆果类中的花青素也可以抑制致病菌葡萄球菌属、沙门菌属、螺杆菌属及蜡样芽孢杆菌的生长(Nohynek et al.,2006)。研究发现酒中的某些酚类化合物会影响细菌生长和代谢,没食子酸和对羟基苯甲酸在浓度低至 1 mg/L 时就可以降低空肠弯曲菌的生长能力。多酚抑制水平与其化学结构和细菌种属有关。

单宁抑制微生物的作用机理尚未确定,它可能是多种因素共同作用下的结果。几种微生物 MIC 的很大差异说明单宁对不同类微生物的作用方式是不同的,抑制作用在多数情况下体现为特殊性。单宁对微生物的抑制途径可能是如下所述几个方面。

单宁对蛋白质的高度结合能力无疑是抑制作用的一个主要原因。同时单宁的酶抑制特性与抑菌性之间有密切的关系。单宁往往在很低的浓度就表现出明显的抑菌性,这表明单宁使原生质中的蛋白质沉淀变性,但这并不是主要的抑制途径,而对酶的抑制、对代谢过程的破坏才是主要原因。单宁的涩性使之可以抑制微生物的胞外酶,包括纤维素酶、果胶酶、黄原胶酶、过氧化氢酶、漆酶和糖苷转化酶等;也可以与微生物生长所需的物质相结合,而不宜微生物的生存。一个易观察到的实例是,皮胶原和多糖等天然高分子经足够量的单宁处理后,很难被微生物两所降解。很多事实证实了单宁对蛋白质结合能力大者,其抑菌性就强。在多数情况下,单宁的前体化合物棓酸、连苯三酚、儿茶酸、儿茶素不显示或显示出很弱的抑菌性。

这表明单宁所特有的涩性是其抑菌性的原因。单宁的分子质量是涩性的一个主要影响因素,分子质量大的单宁常体现出较大的抑菌性。改变体系的 pH 也可促进单宁对蛋白质的结合,在蛋白质等电点 PI 时单宁的结合性最大。

单宁对微生物的毒性也可能在于单宁对细胞膜的作用,通过与细胞膜结合改变微生物的代谢。革兰氏阴性菌比阳性菌对单宁的耐性要高一些,可能在于前者的细胞膜上的多糖结合了一部分单宁,从而减少了单宁与膜蛋白质的结合量。

抑菌性还可能与单宁对金属离子的络合作用有关。除了有些酶需要金属离子作为必须组分外,微生物的生态系统对环境中的金属离子也具有高度的依赖性。单宁因其分子中多个邻苯二酚结构,使其具有较强的金属离子络合能力,可以剥夺铁等离子形成沉淀,从而破坏菌类的正常新陈代谢。

单宁对病毒的抑制方式一船认为是单宁与病毒体的蛋白质外壳或与寄主的细胞膜相结合,使病毒不能附着在寄主细胞上,从而使病毒失去侵蚀力。这种作用与单宁对蛋白质的结合表现出一致性,可以用改变体系 pH 或加入 BSA 的方法恢复病毒毒性。

3. 抗癌作用

多酚的抗癌作用在动物身上也被证实。在大鼠或小鼠服用致癌物或植入人类癌细胞系前和/或后喂食多酚物质,经常会起到保护作用并使得肿瘤数目减少或抑制它们的生长(Yang et al.,2001)。这些影响在不同的组织观察到,包括口腔、胃、十二指肠、结肠、肝脏、肺、乳腺、皮肤等。研究对许多酚类化合物进行了检测,如槲皮素、儿茶素、异黄酮、木酚素、黄烷酮、鞣花酸、红酒多酚、白藜芦醇、姜黄素,发现在试验模型中都具有抗癌保护作用。多酚的抗癌特性可以用很多不同的机制来解释,用抗氧化特性和抑制 DNA 氧化损害来解释它们的保护作用未免有些太简单。多酚抑制转录因子在预防癌症方面有重要作用。除此之外,有许多假设的机制也需要证实。

应该对多酚的癌症治疗药理剂量和癌症预防的膳食多酚暴露水平进行明确区分。剂量问题是很重要的,因为在不同的暴露水平会带来消极的影响。大鼠或小鼠饮食含有 $0.5\% \sim 2\%$ 的咖啡酸会在腹部和肾脏诱导增生和肿瘤,然而在 $0.05\% \sim 0.15\%$ 的剂量水平它有具有抗癌效应(Lutz et al.,1997)。多酚预防癌症的最后证据应当来自临床和流行病学研究。肿瘤生物标志物是检测治疗和评价饮食对疾病影响的有用工具。一些研究表明多酚在不同癌症细胞系里能减少肿瘤生物标志物的水平。染料木素降低了前列腺癌中特定蛋白抗原的表达,表儿茶素没食子酸盐或染料木素显著减少了人类肺癌细胞系异质性胞核核糖核蛋白 B_1 的水平,它是肺癌的早期临床诊断的生物标志物。然而,多酚对肿瘤生物标志物影响的临床证据非常有限。

4.益生元效果

某些多酚被认为是不易消化的食品添加剂,刺激肠道细菌的增长和/或活动,这对身体健康是有益的。因此,膳食多酚对结肠菌群可能产生影响从而发挥益生元的效果。

虽然对绿茶的抗菌性已经有较好的认识,个别研究也显示绿茶及其多酚可以促进有益的益生菌的生长。Hara(1997)进行人体试验显示,给予每天 100 mg 的儿茶素 3 次,3 周后腐败产物降低,而 pH 的降低使有机酸增加。据报道,虽然儿茶素可以杀菌,但其对乳酸菌却没有影响。Goto 等(1998)的研究中,15 个受试者每天服用 300 mg 的儿茶素并持续了 3 周,他们发现粪便中乳酸杆菌和双歧杆菌水平显著增加,而杆菌科、类杆菌和真细菌明显减少 。

Ishihara 等(2001)评价了绿茶提取物对从农场小牛中分离的病原菌生长的抑制及对改善肠道微生物群平衡的影响。结果显示,绿茶提取物对致病菌产生广谱的抑制作用,如葡萄球菌属、链球菌属、猪棒球杆菌、大肠杆菌和沙门氏菌属等。另外,绿茶提取物可维持粪便中双歧杆菌属和乳酸菌属较高的数量,这会改进微生物平衡并减少牛腹泻的频率。

茶儿茶素也被证实可以调节回肠中黏蛋白的浓度,黏蛋白可以调节细菌附着力和定植。Parkar 等(2008)观察到根皮苷和芦丁提高了益生的鼠李糖乳杆菌向Caco-2 肠细胞的附着,现有结果显示多酚会影响有益的肠道微生物的总数,可能具有改变肠道微生态学的潜力,给肠道健康带来积极影响。

1.4 植物单宁的抗营养性及其消除

1.4.1 植物单宁的抗营养性

自 20 世纪 70 年代,一些学者较系统地研究了植物多酚对动物营养和生长的影响,初步揭示了产生负影响的原因和机理,提出了一系列消除植物多酚影响的措施。根据已有的研究结果,植物体内的低分子质量多酚因与蛋白质的结合能力较弱,不表现出明显的抗营养作用,分子质量太大的植物多酚(主要指聚合度较高的黄烷醇类多酚),由于溶解性差,且在动物体内不易降解,因此也不会对植物的营养价值产生影响。产生显著影响的是相对分子质量为 500～3 000 的多酚;对于缩合单宁,至少是二聚黄酮;而对于水解单宁,至少含有两个以上没食子酸单元或一个鞣花酸单元。

一些天然或合成的多酚类化合物会妨碍营养的吸收。这些化合物螯合金属离子如铁和锌等从而减少它们的吸收,同时它们也会抑制消化酶并且可能会沉淀蛋白质。经常会在人群中发现矿物质的缺乏和生物利用度问题,尤其是钙和铁,可能是由于摄入低或可用性低造成,对此有很多可以解释的因素,其中之一是抗营养。植物中广泛存在多酚物质,它们会与阳离子形成复合物,这些复合物在生理 pH 条件下是不溶的,从而阻碍吸收,使它们在生物系统中不可用。很多膳食多酚结构中有邻苯二酚,会与铁形成非常稳定的螯合物。这个基本属性解释了在临床上非血基质铁的吸收会被多酚或含多酚的饮料抑制,如咖啡、红酒、茶等,原因就是在肠道中多酚与铁直接螯合,但只有在多酚与铁一起摄入才会发生。

食物中的单宁含量较高时,会影响人和动物对蛋白质、纤维素、淀粉和脂肪的消化,降低食物或饲料的营养价值。高粱中的单宁含量高,研究报道高粱中的单宁在适当的条件下可以结合其自身分子质量 12 倍大小的蛋白质,因此高粱中单宁的抗营养作用明显。而黑麦、大麦和豆类中的单宁含量低,蛋白含量高,单宁的抗营养作用相对不明显。

蛋白质消化的降低主要由于单宁容易与蛋白质形成不易消化的复合物,而其他营养物质消化率的降低,则主要因为单宁对相应的消化促进酶如纤维素酶的活性产生抑制。目前,已有大量研究表明单宁能降低动物对营养物质的生物利用率。尽管相关研究还不深入,目前的研究报道显示,单宁对营养物质的生物利用率的抑制作用可能具有多方面的原因,主要有以下几个方面。

(1)降低营养物质的消化与吸收 单宁和食物中的营养物质,如蛋白质、糖、钙、铜和锌等结合成不溶于水的复合物。这些物质在消化道内比较稳定,很难被消化。动物对蛋白质的消化率随饲料中单宁含量的增加而降低的现象已被许多研究实例所证实。但应指出的是,影响蛋白质消化率的主要因素是单宁与蛋白质的结合能力,即消化率与单宁的蛋白质结合能力成反比。此外,单宁还能抑制消化酶活力,从而进一步降低营养物质的消化率。20 世纪 70~80 年代报道的大量体外试验证实,单宁能抑制几乎所有的消化相关酶,如抑制 α-淀粉酶、纤维素酶、果胶酶、β-半乳糖苷酶、蛋白质水解酶和脂肪水解酶等的活性。缩合类单宁的抗营养性比水解类单宁强。但在体内试验研究中,却没有很多的证据表明单宁对消化酶的抑制作用。这可能是因为动物消化道表层成分对消化酶有一定的保护作用,阻碍了单宁的抑制作用。现有研究普遍认为单宁在消化道内主要是通过与食物蛋白质结合来妨碍其消化吸收,而对消化酶的抑制作用非常有限。

单宁对维生素和矿物质的吸收也有影响。它可以阻碍维生素 A 和维生素 B 族的吸收;单宁会与二价铁离子结合,影响其吸收。

（2）改变动物消化道菌群　消化道菌群对动物尤其是反刍动物的营养消化有重要作用。缩合单宁改变了大鼠消化道微生物的种群结构，大鼠摄食含单宁的饲料后，其消化道中单宁耐受菌比例显著上升。研究发现，缩合单宁对瘤胃蛋白质降解菌生长具有抑制作用并降低了该类细菌对蛋白质的水解率，因而也就降低了反刍动物对饲料蛋白质的消化率。

（3）单宁能导致机体消化系统损害或急性毒害　单宁，尤其是高剂量的单宁，对机体消化系统的损害作用，已经在相关研究中得到验证。研究发现连续灌喂高剂量缩合单宁后对导致大鼠胃肠炎及肠道阻塞，试验兔子出现出血性胃肠炎。研究发现蚕豆壳中的单宁会与肠刷状缘中成分结合，从而影响糖类在小肠的转运。

缩合类单宁容易与食物中的蛋白质结合，使蛋白质不能发生正常的新陈代谢作用，同时还容易与动物的唾液蛋白质、消化酶及肠道微生物结合。这些作用均有可能导致动物中毒。长期食用高单宁含量的食物，可以引起胃炎，也可以使肠道出现肿胀现象。

水解单宁能产生与缩合类单宁相似的毒性，不同的是前者可以在消化道发生水解，生成棓酸、鞣花酸等可以被吸收的低分子质量多酚。水解作用使单宁与蛋白质、酶和微生物结合的活性降低，对降低单宁的毒性有利。

研究发现，单宁酸可对大鼠产生急性毒害作用。口服单宁酸后，大鼠表现出呼吸衰竭并导致死亡，解剖结果显示，单宁酸导致肝坏死、肾炎以及暂时性急性肠炎，并能导致脾、肾上腺皮质和睾丸等多个器官浮肿以及胸腺等萎缩。研究发现饲料中高浓度的单宁（8%）对刚断奶的小鼠有致死作用，而随着小鼠的生长，其对单宁的耐受能力逐渐增强。

1.4.2　植物单宁抗营养作用的抑制措施

加热处理、厌氧处理以及用机械的方法除去食品的高单宁含量部分（如豆壳），均可用于减少单宁对营养的影响。

由于单宁具有抗营养作用，许多研究报道了不同加工处理方法对单宁稳定性的影响，以试图寻找除去原料中的单宁的方法，这些研究主要集中在原花青素方面。

加工和烹饪都会对单宁产生影响。新鲜李子和葡萄中原花青素含量较高，但李干和葡萄干则未检出，说明干燥加工可能令原花青素降解或进一步聚合为高聚物从而无法提取测定。桃罐头生产中热加工和灌装工艺也影响了原花青素的存在状态，热加工中原花青素六聚体和七聚体减少了30%，同时发现罐头糖汁中溶解了一部分原花青素。在3个月的储藏过程中，桃罐头中原花青素的高聚合体单宁有所减少。

在葡萄汁加工工艺研究中发现，巴氏杀菌使冷压榨葡萄汁的儿茶素增加，而热压榨葡萄汁的儿茶素则下降；100℃和140℃热处理分别使原花青素下降11%和16%。

在高粱加工中，磨料去皮、用含乙酸的溶液润麦、20℃储藏7 d会显著降低高粱中的单宁含量；相应地，其蛋白质的体外消化率增加了87.5%。将高粱分别用2%小苏打溶液、各种碱液及氨溶液等浸泡过夜后，发现氨溶液对单宁的清除最为有效，碱液和混合盐溶液也有类似的效果。将高粱加工成甜点或面包可以有效减少原花青素含量，尤其是高分子质量聚合体的减少更明显。挤压加工可以使高粱原花青素的低聚体增加，高聚体减少，可能是由于加工中高聚体降解为低聚体。

家常加工对蚕豆的单宁含量也有影响，报道研究了浸泡12 h、脱皮、常规炒制、发芽处理等家庭式加工处理对单宁的影响，浸泡处理后单宁减少了40%～50%，脱皮后单宁减少了70%～73%，炒制后单宁减少70%左右，而发芽处理48 h后单宁减少了90%。

冷冻、冻干及低温加工可以有效阻止原料中的缩合单宁降解；机械脱皮处理会让单宁显著减低，因为单宁成分大多存在于种皮中；热加工处理往往会使原料中的单宁显著减少。

加热处理被认为是一种减少单宁与蛋白质结合的处理方式，包括蒸汽加热、水煮、挤压蒸煮、红外加热、微波处理等。例如，用红外、高压锅或沸水处理赤豆后，可减少其单宁含量，并可使它的蛋白质消化率增加30%。用红外对玉米和高粱处理3 min(150℃)后，单宁含量降低约20%，且体外试验表明其淀粉的消化率会明显提高。

厌氧处理被认为可以使物料中的单宁分子缩合变大，成为水不溶物，从而失去了与蛋白质结合的可能性。常见的厌氧处理是在高湿度的条件下进行的，如：将物料的含水量调节至25%，加入物料重2%的醋酸-丙酸混合液以防止生霉，在25～35℃下通CO_2保护储存数日。厌氧法用于处理高粱能降低单宁的含量。用于处理蚕豆时，其单宁含量可降低55%左右。

微生物对单宁的降解作用：单宁被认为是植物在长期进化过程中为防止被动物采食和致病微生物感染而产生的一类具有防御作用的次级代谢物质。因此，单宁具有抑制微生物生长以及抵抗生物降解的能力。尽管单宁有抑制微生物的功能，但仍有部分微生物可以在含有单宁的环境中稳定地生长繁殖并能分泌单宁酶将单宁降解。关于单宁降解菌的研究已有很长的历史，目前常见的单宁降解菌大多是霉菌,其中又以青霉属和曲霉属种类居多。另外,还有毛壳属、镰刀菌属、丝核菌属、柱孢属、木霉属的一些种类也有一定的降解单宁的能力。相对于霉菌,具有单宁降解能力的细菌种类相对较少,主要分布于芽孢杆菌属、克雷伯氏菌属、棒状杆菌属等。而关于具有单宁降解能力的酵母报道较少。最近的研究报告指出,某些乳酸菌也具有降解单宁的能力。

单宁降解菌在自然界分布相当广泛。在单宁含量丰富的水体(如皮革厂排出的废水等)、土壤、某些发酵食物以及摄食富含单宁饲料的动物消化道、粪便中,往往能较容易地分离出单宁降解菌。Kumar 等(1999)从制革厂的废水中分离出1 株能降解单宁的细菌,6 h 内可产生单宁酶 1.87 U/ mL,并将单宁酸降解为葡萄糖和没食子酸。Mahadevan 等(1980)总结了以往研究报道的能够在水体中分离到的微生物种类,发现水体中分布的单宁降解菌以青霉属和曲霉属种类居多。Osawa 等(2000)从某些发酵的食品以及成年人的粪便中分离出了 3 株具有单宁降解能力的乳酸菌。大量研究表明反刍动物消化道中具有单宁降解能力的微生物。目前已有大量关于微生物降解单宁的研究报道。

微生物不仅可以显著降解植物性饲料原料中的单宁,还可以同时降解其他多种抗营养因子,并提高其营养物质含量,改善消化率。Gamble 等(1996)用 3 株白根霉对截叶铁扫帚进行发酵,发现这 3 株白根霉均能显著降低其单宁含量高达85% 以上。Rakesh 等(2000)研究发现,霉菌发酵不仅显著降低了刺槐中单宁含量而且提高了粗蛋白含量,并显著提高了其干物质消化率。Towo 等(2006)研究发现发酵可以显著降低高粱中酚类物质和植酸盐的含量,并能提高其铁的体外消化率。

1.5 多酚的制备分析和应用

1.5.1 多酚的提取制备

植物多酚是一些复杂的聚合物,它的提取是多酚物质分离鉴定和应用中非常重要的一个步骤。构成多酚的基本功能基团的多样性、酚羟基的位置和数目不同、取代基团的结构和取代位置的多样性、C—C 链的长度不一,使得多酚的结构异常复杂,目前还没有一个简单化和标准化的提取分析方法。

萃取过程中会同时萃取糖类、有机酸和蛋白质,因此需要进一步纯化溶剂。萃取和超临界萃取技术是最常用的多酚提取方法。传统的加热回流提取方法用于提取多酚时,往往需要长时间加热,提取过程中多酚会发生离解、水解和氧化,造成提取损失。超声波辅助提取、微波辅助提取、酶辅助提取、超临界液体提取和高静压辅助提取是逐渐兴起的新型提取方法。

1.5.2 多酚的分析制备

植物多酚传统的分析方法主要为分光光度法,该方法主要测定总酚含量,但专属性差、灵敏度低。总酚测定一般采用福林-酚法。其原理是应用酚羟基的还原性、酚羟基数目与氧化试剂所形成的有色化学物质的量在一定范围内成线性。这种方法并不能区分样品中多酚和其他易氧化物质,也不能区分单宁和非单宁类多酚。值得注意的是,蛋白质和游离氨基酸的存在会明显地干扰测定。

缩合单宁(大部分等同于原花色素)的定量分析通常用的是正丁醇盐酸法和香草醛盐酸法。正丁醇盐酸法的原理是利用原花色素在热酸的作用下能水解产生红色物质花色素,生成的有色物质比较稳定,在暗处保存几天都不会变色。香草醛盐酸法的原理在于原花色素与香草醛-盐酸产生红色物质。

高压液相色谱法(HPLC)是目前在植物多酚定性、定量研究中应用最多的方法之一,实现多种酚类物质同时在线分离分析。在植物多酚研究中,应用较多的是 LC-MS、LC-MS-MS 联用技术。国家标准(GB/T 8313—2008)中茶多酚的含量测定方法仍为分光光度法,而茶叶中儿茶素类则选用高压液相色谱法。在烟草行业标准(YC/T 202—2006)中,对烟草中绿原酸、莨菪亭及芸香苷 3 种多酚类化合物的含量测定选择 HPLC 法。

1.5.3 多酚在食品中的应用

饮料和酒类的澄清。植物多酚中的水解单宁为葡萄糖的没食子酸酯。由于它可使蛋白质絮凝沉淀因此大量用于啤酒及饮料的澄清。此外,还可与植物纤维结合形成固化单宁作为酒类过滤吸附剂、大豆酱油的去铁脱色等。

四川省林科院研制了以植物纤维素为载体五倍子单宁酸为配基的固化单宁用于果酒、白酒生产的除铁。添加五倍子单宁于麦汁和啤酒中可降低麦汁中高分子氮,减少双乙酰的生成,使啤酒胶体稳定性和口味稳定性得以提高。

植物多酚可以去除肉类、粮油等食品中的一些异味,如茶多酚可去除豆制品的腥味,此外植物多酚还可以去除鱼腥味。多酚与蛋白质结合可产生涩味,在食品味觉中苦味常伴随着涩味。当它与甜、酸、涩等其他味调配得当时,便可以丰富和改进食品风味。多酚有助于啤酒风味的形成;但多酚含量过高或聚合指数不适当时会使啤酒的口感变差。

植物多酚的酚羟基能提供活泼质子与油脂等自动氧化而形成的自由基结合,

导致链式反应中断。而其本身则形成稳定态的抗氧化自由基，因而对油脂具有良好的抗氧化作用。

在冷却牛肉中添加 0.2% 茶多酚和 1% 壳聚糖，可使真空包装的冷却牛肉货架期延长至 18 d。茶多酚也可延缓采摘后蔬菜和水果的氧化过程，推迟成熟期。袁剑刚等从橄榄中提取的没食子酸及黄酮类物质，对食品生产中常见的腐败菌均有一定的抑制作用。植物多酚还可作为辅色剂、降臭剂和风味剂等。日本已用植物多酚作为防龋糖果及口香糖的原料和消臭剂。

2 非淀粉多糖

2.1 非淀粉多糖的概念和分类

2.1.1 非淀粉多糖的概念和特点

非淀粉多糖(non-starch polysaccharides,NSP)通常指除淀粉以外所有植物多糖的总称,主要包括半纤维素、纤维素、戊聚糖、β-葡聚糖、阿拉伯木聚糖、果胶、葡萄甘露聚糖、半乳甘露聚糖、阿拉伯半乳聚糖及蜡质等(Trowell et al.,1985)。这些物质无法被人体或单胃动物体内的消化酶水解。非淀粉多糖构成了膳食纤维的主要组成部分,从化学角度来讲,膳食纤维可以被定义为非淀粉多糖(Englyst,1989)。通常,植物中同时存在可溶性和非可溶性非淀粉多糖,二者比例因谷物作物发育程度不同而易。可溶性非淀粉多糖溶于水后可增强食糜黏稠度,从而减弱消化酶与食糜的接触程度,在一定程度上阻碍营养物质的吸收,对单胃动物造成抗营养效应。

非淀粉多糖是除淀粉以外的多糖聚合物,聚合物由成千上万的单糖单元通过糖苷键联结而成。非淀粉多糖的种类很多,不同种类其单糖种类、数目、联结方式、暴露的酸性基团及聚合物骨架的支链各不相同。非淀粉多糖与淀粉的差异不仅仅在于单糖单体的种类,也在于所含有单糖单体的数目、单糖的联结顺序以及联结方式。淀粉是葡萄糖单体的单一复合物,单体之间通过α-糖苷键联结而成,而非淀粉多糖包含多种单糖单体,单体之间主要由β-糖苷键联结。在植物中,非淀粉多糖主要为细胞壁结构多糖,占植物细胞壁组成部分的90%以上。植物中的非淀粉多糖含量最多的是纤维素、半纤维素和果胶;而果聚糖、葡甘露聚糖和半乳甘露聚糖的含量相对较低,且属于储藏类多糖。另外,种子中还含有一定量的木质素。胶质、藻酸盐、β-葡聚糖以及多种修饰多糖也属于非淀粉多糖类物质。非淀粉多糖可以作为评定谷物质量的重要指标,且通常认为在谷物细胞壁中,纤维素的微纤维是嵌入非纤维素多糖（戊聚糖，β-D-葡聚糖）和蛋白质基质中的。非淀粉多糖是谷物膳食纤维的主要组成部分，后者从物理特性和化学特性又可以分别被定义为"抗哺乳动物消化酶成分"及"不被消化道内源分泌物降解的木质素与非淀粉多糖的总和"（Montagne et al.，2003）。由于人类肠道消化酶只能够分解 α-$(1\rightarrow4)$糖苷键，因此除淀粉以外的其他多糖类物质都属于膳食纤维。

膳食纤维是测定谷物非淀粉多糖含量的重要指标和简单方法，也是测定非淀粉多糖成分尚未明晰的谷物中非淀粉多糖总量的唯一方法。尽管无法提供机体能量，膳食纤维是维持人体消化系统正常发挥功能的重要膳食组成。

除非淀粉多糖以外，果糖聚合物（菊粉）、抗性淀粉以及木质素也同样无法被机体吸收。菊粉是一种线性果糖单体聚合物，可包含 60 个单体，体外酶降解试验证实果聚糖无法被机体消化吸收。抗性淀粉主要有 3 种形式：①不分解的植物结构性成分，如全部或部分磨碎的谷物；②局部结晶粒料的淀粉，如胶状粒料；③老化淀粉，如经过烹饪处理的马铃薯、面包和玉米脆片中的部分淀粉。木质素是一种分子质量较高的多聚物，是构成植物细胞壁骨架的重要成分，能够有效抵抗微生物对细胞壁的降解作用。

非淀粉多糖是谷实类籽粒细胞壁主要的组成成分，因而广泛存在于植物性食物与动物饲料中。其中含量较高的有谷物、坚果、水果及蔬菜。这些食物或饲料所含的非淀粉多糖物质的种类及含量不仅因其植物种类而异，也因来自植物的不同部位乃至采收时间而有所差别。例如，谷物类作物的非淀粉多糖主要包含阿拉伯糖木聚糖、纤维素及 β-葡萄糖；水果含有的非淀粉多糖主要为果胶物质；菌类及蔬菜则主要含有纤维素。

然而，由于具有较强的持水性，非淀粉多糖能够增大食糜的体积并有利于食糜通过人体肠道，因而对正常的消化过程起到至关重要的作用。相当一部分非淀粉多糖能够通过小肠而不被消化，继而被结肠和直肠内的固有微生物发酵产生短链脂肪酸（SCFAs）从而促进人体正常排泄过程。短链脂肪酸在很多方面对人体健康具有积极作用，如，降低结肠内 pH、抑制肠道有害菌的生长、促进矿物质的吸收、维持肠道结构与功能、预防或减轻腹泻、促进肠道血液循环与电解质的吸收等。某些非淀粉多糖的发酵产物可以促进结肠内特定微生物的生长，产生短链脂肪酸，具有益生元作用。短链脂肪酸，尤其是丁酸盐，能够促进结肠上皮细胞的增殖，进而增强机体对营养物质的吸收，降低结肠环境 pH，能够更好地溶解非可溶性矿物盐类，尤其是增加钙、镁和铁的溶解性从而改善机体对矿物质的吸收利用。有报道称，通过膳食摄入非淀粉多糖能够降低大多数西方国家高发的膳食疾病，如肥胖、肠道疾病、糖尿病、便秘和溃疡性大肠炎等炎症，以及结肠癌。富含非淀粉多糖的食物在人体内消化缓慢,能够增加饱腹感,并且食物的热量和脂肪含量都较低。以上特性使得非淀粉多糖完全满足针对预防肥胖的膳食模式需求。非淀粉多糖能够同时抑制机体对蛋白质降解过程有害副产物的吸收,如氨类、酚类有机胺类、含氮化合物的吸收,这些物质与机体大肠溃疡性炎症和癌症有着密切的关系。最近几年研究显示,膳食非淀粉多糖的大量摄入通常代表着更加健康的生活模式,而纤维素的摄入则往往被看做是健康饮食的标志。抛开其保健特性,非淀粉多糖作为包被物质在食品保藏方面也获得了越来越多的关注。非淀粉多糖的胶凝作用能够赋予食物黏稠性并且可以用来制作可食性薄膜,以阻碍食品在环境中吸湿,防止食品表面褐变或油脂等的氧化。此外,近几年的研究指出,麦麸中的纤维素和半纤维素也是一种潜在的生物质能源。然而,针对各种不同人群机体健康问题的非淀粉多糖理想摄入量仍未得到确定,其对于机体肠道物理环境和微生物环境的影响机理也需要进一步阐释。

2.1.2　非淀粉多糖的分类

非淀粉多糖的定义涵盖多种多聚糖分子,且分类方式众多。按分子组成单元可分为同多糖(如纤维素、β 葡聚糖、甘露聚糖及阿拉伯聚糖)和异多糖(如阿拉伯木聚糖及木葡聚糖等)。按单糖碳原子数可分为戊聚糖(如阿拉伯聚糖、阿拉伯木聚糖及木葡聚糖)和己聚糖(如纤维素、果聚糖和果胶)。

基于非淀粉多糖与水的亲和性,可将其分为水溶性和不溶性非淀粉多糖。其中,水溶性非淀粉多糖主要有果胶、树胶及其他胶质类物质,此类非淀粉多糖更易吸水或吸取机体消化道内的缓冲液而形成胶状物质;非水溶性非淀粉多糖主要有纤维素和半纤维素等,与水溶性非淀粉多糖不同的是,这类物质不易吸水而更多的是在人体大肠内得到发酵。非淀粉多糖物质的溶解特性主要由其化学结构所决定。例如,纤维素属于不溶性非淀粉多糖。对于非淀粉多糖的分类存在一些歧义,早年,针对非淀粉多糖的分类主要基于多糖物质提取分离的方法。利用碱提取法对细胞壁物质进行降解处理后得到的残基即为纤维素,溶于碱的残基片段被称为半纤维素。

为了避免在非淀粉多糖分类上的含糊不清,Bailey(1973)提出了一种新的分类方法被广泛推崇。按照这种分类方法,非淀粉多糖可以归为三大类,即纤维素、非纤维质聚合物和果胶多糖。杂合的 β 葡聚糖聚合物(阿拉伯木聚糖和葡萄糖醛酸内酯)、甘露聚糖和木聚糖被归为非纤维质聚合物。而多聚糖酸基质以及阿拉伯半乳聚糖被归为果胶多糖类。

2.1.2.1   纤维素

纤维素是自然界中分布最广、含量最多的一种多糖,占植物界碳含量的50%以上,是维管束植物、地衣植物以及一部分藻类细胞壁的主要成分。醋酸菌的荚膜以及尾索类动物的被囊中也发现有纤维素的存在。棉花是高纯度的纤维素,其纤维素含量接近100%,为天然的最纯纤维素来源。一般木材中,纤维素占40%~50%,还有10%~30%的半纤维素和20%~30%的木质素。蔬菜中含有丰富的纤维素,其中纤维素含量较大的食物有:粗粮、麸子、蔬菜、豆类等。植物纤维食品对降低血糖血脂、治疗肥胖和抗癌具有一定的积极意义。同时,在很多情况下纤维素也阻碍了机体对必要营养物质的吸收和消化。全谷物中纤维素的含量在各物种之间存在较大差异,且在很大程度上取决于种皮的厚度,一般纤维素含量较多的谷物其细胞壁也较厚、较硬。种子胚乳细胞只含有薄薄的一层细胞壁,而且在发育饱满的谷物中,纤维素与淀粉或其他储备多糖的比例应该较低(Brett and Waldron,1996)。

纤维素是植物细胞壁的主要结构成分,通常与半纤维素、果胶和木质素结合在一起,其结合方式和程度对植物源食品的质地影响很大。纤维素是由数以千计的葡萄糖基由β-1,4-糖苷键联结而成的不含支链结构的大分子多糖。由于来源的不同,纤维素分子中葡萄糖残基的数目,即聚合度(DP)的范围很宽。纤维素分子链呈长扁平状,因此纤维素分子链能够排列起来在羟基团之间形成无数的氢键。纤维素结构在浓缩氢氧化钠水溶液中可以溶胀,利用氢键破碎溶剂可以使纤维素溶解(Fincher and Stone,2004),纤维素的结构见图2.1。

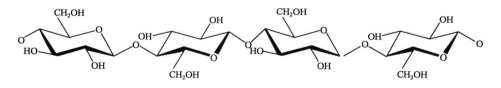

图 2.1   纤维素结构

人体消化道内没有β-糖苷酶,无法将其消化、吸收和利用。纤维素具有一定的机械强度和较低的溶解性,无法被机体消化吸收,因而是一种重要的膳食纤维。但纤维素却能够吸附大量水分,对其他营养物质形成一种包被结构,加快肠道蠕动和粪便的排泄,缩短了营养物质在肠道内的停留时间,使得内容物不能被充分消化吸收,限制了机体对营养物质的吸收利用率。纤维素在人体中的代谢一直是人们研究的重点,但由于化学分析方法的限制使得对纤维素代谢的研究进展很慢。而且植物中的纤维素在人体消化道中往往显现出不同的代谢特征。

哺乳动物中,只有反刍动物(如牛等)可以消化纤维素,这是因为在它们的消化道中存在独特的细菌和微生物能够分泌纤维素酶。反刍动物因此可以吸收消化的纤维素残基并以之为食物来源。

2.1.2.2　非纤维聚糖

1.混合键 β-葡聚糖

混合联结的 β-葡聚糖多存在于单子叶植物家族禾本科,指(1→3,1→4)-β-D-葡聚糖或谷物 β-葡聚糖。这类多聚糖呈线形结构,无支链,其中 β-D-葡萄糖单体通过 (1→4)-键和(1→3)-键联结(图 2.2)。两种联结键(1→4)-键与(1→3)-键的比例比较固定,通常为(2.2~2.6):1,但在高粱的胚乳中,这一比例为 1.15:1。以上两种联结键的排列无固定规律,每两个或以上的(1→4)-键之间穿插着(1→3)-键。有研究表明,大麦中的 β-葡聚糖含有大约 70% 的 (1→4)-键及 30% (1→3)-键,每隔两个或三个 (1→4)-键便有一个(1→3)-键。而在谷类作物中,混合联结的 β-葡聚糖为线形同聚多糖,同样是(1→4)-β-D-葡萄糖片段间隔穿插着(1→3)-β-D-葡萄糖(Cui,2001)。

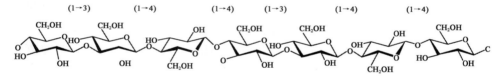

图 2.2　混合键 β-葡聚糖

谷物中 β-D-葡聚糖的平均相对分子质量为 200 000~300 000(Woodward et al.,1983),相对应其聚合度为 1 200~1 850 个单体。尽管混合联结的 β-葡聚糖和纤维素均由 β-糖苷键联结而成,但它们的物理性质却不尽相同。纤维素也是一种 β-D-葡聚糖,但它只含有 (1→4)-β-D-联结键因而具有高度晶体结构和不溶性。(1→3)-联结键打破了 β-D-葡聚糖分子单体之间的单一联结方式,使其具有较好的溶解性和柔韧性。聚合物单体之间的联结方式及其骨架的分布能够影响分子的特性,但具体的机理目前还没有透彻的研究结果,β-葡聚糖的流变学特性及其与分子结构之间的关系亟须进一步研究。除了能够增强溶液的黏稠度外,浓度在 5%(W/V)以上的 β-葡聚糖溶液可呈现弹性胶网状结构 (Lazaridou et al.,2003),因此可被用作增稠剂以改变肉汁、沙拉酱和冰激凌的质地。这种胶是热可逆的,具有较宽的熔点范围和脱水收缩性。取自不同谷物的 β-葡聚糖溶胶其熔点温度也不同,如苔粉、大麦和燕麦中的 β-葡聚糖溶胶的熔点分别为 73℃、65℃ 和 62℃ (Fincher and Stone,2004)。

混合联结的 β-葡聚糖是大部分谷物淀粉质胚乳腔细胞壁的主要组成成分,占细胞壁重量的 70% 以上,其主要来源有大麦、燕麦和黑麦,而小麦、水稻和玉米中混合联结的 β-葡聚糖的含量相对较少。地衣多糖也是一种线形混合联结的 β-葡聚糖,在青苔中含量较多,其结构与谷物 β-葡聚糖相类似 (Wood et al.,1994)。

尽管有研究显示谷物 β-葡聚糖无法被人类及其他单胃动物所消化,但也许可以被消化道内共生菌降解。不过,食物中含有的高浓度的 β-葡聚糖对人类健康大有裨益,尤其对非胰岛素依赖的糖尿病人,能够降低餐后血糖和胰岛素值。此外,通过增加 β-葡聚糖的摄入可以减少膳食胆固醇的吸收,从而降低机体血浆胆固醇浓度 (Bhatty,1999)。过去 20 年,人们热衷于探索 β-葡聚糖的免疫功效,尤其是 $(1\rightarrow3)$-β-D-葡聚糖能够通过与细胞网状内皮组织细胞受体(白细胞和巨噬细胞)结合来介导改变人体的免疫反应。此外,$(1\rightarrow3)$-β-D-葡聚糖能够激活人体补体蛋白,在机体产生抗体之前建立第一道免疫防御。

通过利用 NMR 光谱分析方法,已经将 β-D-葡聚糖的结构解析清楚。运用一维 ^{1}H- 和 ^{13}C NMR 光谱可以研究不同来源的 β-葡聚糖的结构特点,也可将葡聚糖氢和碳探究清楚(Wood et al.,1991)。利用二维 NMR 将为 β-葡聚糖的结构特征解析提供更详尽的信息。

2. 戊聚糖

阿拉伯木聚糖和葡糖醛酸阿拉伯木聚糖是谷物戊聚糖的两种主要存在形式,大量存在于谷物生长组织的细胞壁。阿拉伯木聚糖是主要的非纤维素多糖,是构成谷物淀粉质胚乳细胞和糊粉层细胞壁的主要成分。小麦的非胚乳组织,特别是果皮和外种皮也含有较多的阿拉伯木聚糖(64%)。在车前草属的种子中也含有较多的阿拉伯木聚糖,并一度成为工业提取阿拉伯木聚糖的原料;种皮中的阿拉伯木聚糖可以通过蒸煮方法或利用弱碱溶剂提取 (Izydorczyk et al.,1991)。

葡糖醛酸阿拉伯木聚糖特异性地存在于种皮细胞壁中。高粱与大麦的外壳、水稻麸皮以及玉米胚芽鞘壁含有相当数量的葡糖醛酸阿拉伯木聚糖。在谷物中,葡糖醛酸木聚糖的含量同时受到遗传和环境因素的影响 (Henry,1986)。

谷物中戊聚糖具有 $(1\rightarrow4)$-β-D-木聚糖骨架和 β-葡糖醛酸木聚糖(Xyl$p$)单元,并以此为直链骨架,以 α-L-阿拉伯呋喃糖(Ara$f$)单元为支链。水稻和高粱中的戊聚糖可能比小麦、黑麦和大麦含有更多高度支链化的戊聚糖分子骨架,并且还含有半乳糖和葡糖苷取代基。

　　α-L-阿拉伯呋喃糖单元主要位于 C(O)-3 位置,但在某些物种中也存在于 C(O)-2 位置。与 C(O)-2 相联结的 α-L-阿拉伯呋喃糖存在于小麦谷粒、小麦胚乳、大麦胚乳、玉米以及水稻胚乳和麸糠中。在一些情况下,α-L-阿拉伯呋喃糖单元可同时在 C(O)-3 和 C(O)-2 位置上被取代(Hoffmann et al.,1991)。阿魏酸的存在往往是通过酯键共价联结到阿拉伯醛糖的 C(O)-5 位置(图 2.3)。阿魏酸不仅可以形成酯键,还可以通过其他联结方式与细胞壁大分子互连,从而导致这些禾本物质具有一定的抗消化特性。

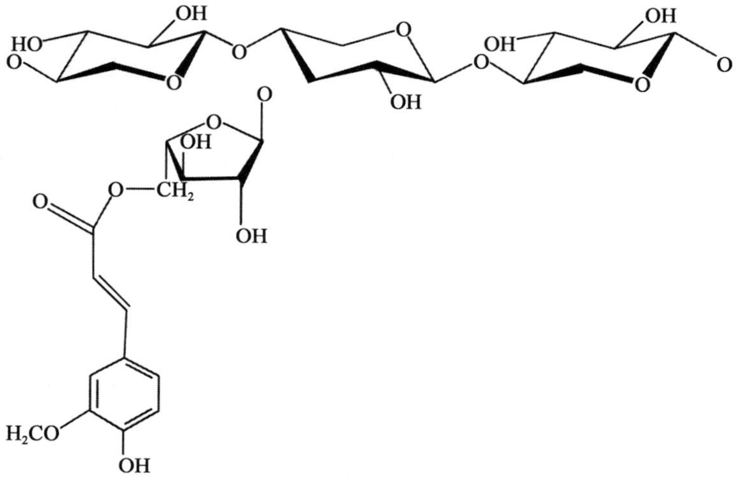

图 2.3　阿拉伯木聚糖:(1→4)-β-D-木聚糖主链,
支链为联结了 1 个阿魏酸分子的 α-L-阿拉伯呋喃糖

　　此外,阿拉伯呋喃糖基的取代程度取决于谷物种类,Xyl$p$/Ara$f$ 值能反映谷物细胞壁类型。谷物的麸糠的果皮-种皮细胞壁组织中的戊聚糖,含有较少的阿拉伯呋喃糖基,因而 Xyl$p$/Ara$f$ 值较高。然而,来源于糊粉层和粉质胚乳中的戊聚糖具有相对较低的 Xyl$p$ 与 Ara$f$ 的比例。小麦胚乳阿拉伯木聚糖的 Ara$p$/Xyl$f$ 值为 0.50～0.71,普遍比麸糠中该比值低(1.02～1.07)。类似地,黑麦胚乳中的阿拉伯木聚糖基取代程度较低,值为 0.48～0.55(Bengtsson et al.,1990),低于麸糠中的取代程度(Ara$p$/Xyl$f$ 为 0.78)。谷物中阿拉伯木聚糖的相对分子质量依谷物种类、细胞壁类型、提取过程和分析方法不同而异,为 65 000～10 000 000。对于水提法得到小麦阿拉伯木聚糖,其相对分子质量一般为 65 000～66 000。比凝胶过滤提取法得到的阿拉伯木聚糖的相对分子质量低,据报道后者为 800 000～5 000 000

(Fincher and Stone,1986)。

在水溶液中,阿拉伯木聚糖相比其他多糖如右旋糖苷、甜菜阿拉伯糖或阿拉伯胶(Fincher and Stone,1986)显示更高的黏度。研究显示,含有大量阿魏酸和高分子质量的取代度较低的木聚糖主链骨架结构的阿拉伯木聚糖,可以进行广泛的交联进而形成胶状网络(Izydorczyk and Biliaderis,1992)。利用水提法从黑麦和大麦获得的阿拉伯木聚糖形成胶体的能力远远高于从小麦及黑小麦提取的阿拉伯木聚糖。

阿拉伯木聚糖的共价交联产物每克多糖持水量可高达 100 g 水。由于如此高的持水能力,添加水溶性戊聚糖或纯化的阿拉伯木聚糖,可以增加小麦面粉面包的体积。将水提法获得的阿拉伯木聚糖补充到面粉中,能够减缓淀粉重结晶,减少面包芯硬化。阿拉伯木聚糖对面包芯质地的另一个积极影响是增强了其湿度,这是由于在面筋-淀粉复合物形成过程中水的存在可以降低复合物的硬度。此外,小麦麸糠中的阿拉伯木聚糖是优良的乳化稳定剂,能够增强面筋-淀粉复合物中气孔膜的强度和弹性,这使得气孔中的 CO_2 具有更好的延展性,对改善面包芯的强度和均匀性有积极作用。谷物中戊聚糖的结构与功能的关系,及其在谷物加工和营养方面的作用仍需进一步研究。

3.木葡聚糖

木葡聚糖(XyG)是含液泡植物细胞壁中含量最丰富的半纤维素多糖。木葡聚糖通过与纤维素表面的维管束结合,形成木葡聚糖/纤维素网络,而成为支撑植物细胞壁的主要力量。木葡聚糖包含纤维素样的 $(1\rightarrow4)\text{-}\beta\text{-}D\text{-}$葡萄糖主链骨架,并在 C(O)6 位有规律地间隔性联结了 $\alpha\text{-}D\text{-}$吡喃木糖支链。支链上的木糖残基还可能有 $\beta\text{-}D\text{-}$半乳糖吡喃和 $\alpha\text{-}L\text{-}$果糖吡喃取代基(York et al.,1990)。木葡聚糖存在于大多数豆类谷物中,金莲花(*Tropaeolum majus*)以及罗望子树(*Tamarindus indica*)类植物的种子中。当加入乙醇与 40%～65% 的蔗糖共存或除去木葡聚糖中的半乳糖残基时,罗望子可以形成黏液胶(Nishinari et al.,2000)。这种胶体在印度和日本被广泛用于制造一系列传统甜食和一些食品添加剂。此外,含有 0.05%～5% 木聚糖和 10%～70% 丙三醇的木葡聚糖溶液,可以作为一种滋润和软化剂或药物释放体系,非常适宜于人体黏膜,如鼻腔、口腔等。研究显示,利用罗望子葡聚糖对兔子受伤的眼睛进行治疗,能够大大增强治愈效果。然而,对葡聚糖的物理化学特性和营养活性的探究仍有待进行。

4.甘露聚糖

甘露聚糖是软木质半纤维素的重要组成成分,广泛存在于各种植物组织中(Petkowicz et al.,2001),如咖啡种子胚乳细胞壁。甘露聚糖也存在于某些绿色藻类和红藻类中(如松藻)(Frei and Preston,1968;Jones,1950)。甘露聚糖在这些藻类中以维管束形态存在,是重要的结构物质。通常,甘露聚糖在植物中的作用类似半纤维素,能够与纤维素结合,是构成植物体硬度的基础物质。除了在植物生长发育过程中作为信号分子(Liepman et al.,2007),甘露聚糖也作为非淀粉多糖存在于胚乳壁和分生组织细胞的液泡中。甘露聚糖的甘露糖基或葡糖-甘露糖基以β-1,4-糖苷键联结而成分子骨架(Liepman et al.,2007)。另外,甘露聚糖骨架能够被α-1,6-葡糖残基侧链所取代。

甘露聚糖可被进一步分为四个亚家族,分别是线形甘露聚糖、葡甘露聚糖、半乳甘露聚糖和半乳-葡甘露聚糖(Petkowicz et al.,2001)。葡甘露聚糖和半乳甘露聚糖结构见图2.4。

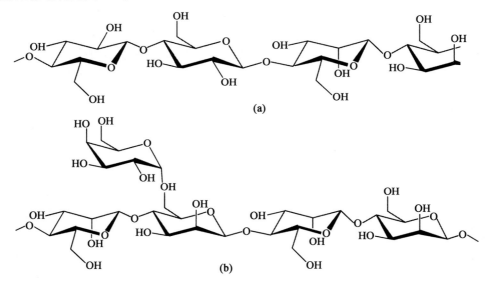

图 2.4 葡甘露聚糖(a)和半乳甘露聚糖(b)

2.1.2.3 果胶

果胶分子是由不同酯化度的 D-半乳糖醛酸以 α-1,4-糖苷键聚合而成的多糖链,常带有鼠李糖、阿拉伯糖、半乳糖、木糖、海藻糖、芹菜糖等组成的侧链。在适宜条件下,果胶溶液能形成凝胶伴随部分发生甲氧基化(甲酯化,也就是形成甲醇酯)。游离的羧基部分或全部与钙、钾、钠离子特别是与硼化合物结合在一起。其分子式为$(C_6H_{10}O_6)_n$,果胶分子结构如图2.5所示。

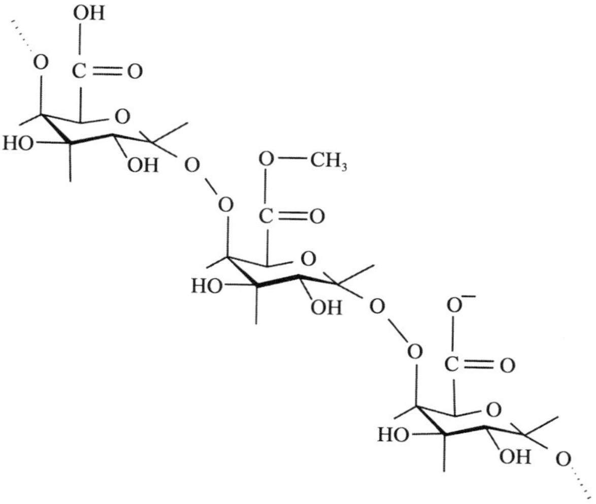

图 2.5 果胶分子结构

果胶能够形成具有弹性的凝胶,不同酯化度的果胶形成凝胶的机制是有差别的,高甲氧基果胶必须在低 pH 和高糖浓度中才能形成凝胶,一般要求果胶含量<1%、蔗糖浓度 58%～75%、pH 2.8～3.5。因为在 pH 2.0～3.5 时可阻止羧基离解,使高度水合作用和带电的羧基转变为不带电荷的分子,从而使分子间的斥力减小,分子的水合作用降低,结果有利于分子间的结合和三维网络结构的形成。蔗糖浓度达到 58%～75%后,由于糖争夺水分子,致使中性果胶分子溶剂化程度大大降低,有利于形成分子氢键和凝胶(汪东风,2009)。

天然果胶类物质以原果胶、果胶、果胶酸的形态广泛存在于植物的果实、根、茎、叶中,是细胞壁的一种组成成分。它们伴随纤维素而存在,构成相邻细胞中间层黏结物,使植物组织细胞紧紧黏结在一起(Dhingra,2012)。原果胶是不溶于水的物质,但可在酸、碱、盐等化学试剂及酶的作用下,加水分解转变成水溶性果胶。果胶本质上是一种线形的多糖聚合物,含有数百至 1 000 个脱水半乳糖醛酸残基,其相应的相对分子质量为 50 000～150 000。

不同的蔬菜、水果口感有区别,主要是由于其果胶含量以及果胶分子的差异决定的。柑橘、柠檬、柚子等果皮中约含 30%果胶,是果胶的最丰富来源。按果胶的组成可有同质多糖和杂多糖两种类型:同质多糖型果胶如 *D*-半乳聚糖、*L*-阿拉伯聚糖和 *D*-半乳糖醛酸聚糖等;杂多糖果胶最常见,是由半乳糖醛酸聚糖、半乳聚糖和阿拉伯聚糖以不同比例组成,通常称为果胶酸。不同来源的果胶,其比例也各有差异,部分甲酯化的果胶酸称为果胶酯酸。天然果胶中 20%～60% 的羧基被酯化,相对分子质量为 20 000～40 000。

果胶的粗品为略带黄色的白色粉状物,溶于 20 倍水中形成黏稠的无味溶液,呈弱酸性,耐热性强,几乎不溶于乙醇及其他有机溶剂。用乙醇、甘油、砂糖糖浆湿润,或与 3 倍以上的砂糖混合可提高溶解性。在酸性溶液中比在碱性溶液中稳定(李凤林,2008)。

果胶溶于水后几乎能够被人体结肠内的微生物完全代谢,由于果胶的胶凝作用,这些可溶性多糖能够填充消化道,缩短食物在小肠内停留的时间,在某种程度上可以起到降低血糖血脂的作用。但同时也在很大程度上阻碍了机体对营养物质的吸收与消化。

果胶广泛用于食品工业,适量的果胶能使冰激凌、果酱和果汁凝胶化。果胶被广泛用于果酱、果冻的制造,用于防止糕点硬化、改进干酪质量及制造果汁粉等。高脂果胶主要用于酸性的果酱、果冻、凝胶软糖、糖果馅心以及乳酸菌饮料等。低脂果胶主要用于一般的或低酸味的果酱、果冻、凝胶软糖以及冷冻甜点、色拉调味酱、冰淇淋、酸奶等。

2.2　非淀粉多糖的抗营养机理

非淀粉多糖类物质的抗营养作用主要是由于其溶于水后具有高度黏性,从而增加了肠道食糜的黏度和体积,由于人体内不具有能够降解这些物质的酶类,从而降低了胃肠道运动对食糜的混合效率,影响消化酶与底物接触和消化产物向小肠绒毛渗透扩散,阻碍酶对食物或饲料的消化和其他营养物质的吸收。

一般来说,非淀粉多糖的分子质量愈大、分子愈复杂,对消化道中液体的黏稠度的增加愈明显,对家畜的抗营养作用也更加突出(卢峥,1997)。较低浓度的非淀粉多糖会直接与水分子相互结合,使黏稠度增加。而当非淀粉多糖浓度较高时,非淀粉多糖分子能够相互缠绕在一起成为网状物,更容易使肠道内容物的黏度增加,降低了食糜在肠道停留的时间。同时,降低了单位时间内营养物质的同化作用,使食物中的脂肪、蛋白质和碳水化合物的消化作用降低、家畜的生产性能下降。

非淀粉多糖还可与消化酶或消化酶活性所需的其他成分(如胆汁酸和无机离子)结合而影响消化酶活性。另外,非淀粉多糖能够引起肠黏膜形态和功能的变化,导致胰腺肿大。由于非淀粉多糖是细胞壁的组成成分,不能被消化酶水解,大分子消化酶也不能通过细胞壁进入细胞内,因而对细胞内容物形成一种包被结构,使得内容物不能被充分利用。总结起来,非淀粉多糖的抗营养作用主要表现在以下几点:增加食糜黏度,降低食糜通过消化道的速度;营养屏障作用;与酶、底物等物质结合;改变肠道微生物菌群;降低食物或饲料的能量。

非淀粉多糖的抗营养程度主要取决于以下几个因素:

1.分子大小及容量体积

非淀粉多糖分子的大小对营养物质的消化吸收起着很重要的决定作用,包括其在消化道内停留的时间、发酵程度以及排泄物的形成。非淀粉多糖分子的大小取决于其来在植物源食物细胞壁的哪一部分以及加工程度。纤维素进入人体消化系统后,其分子大小可因咀嚼、胃物理磨碎以及大肠内微生物降解作用而异。运用不同磨碎参数对椰子进行磨碎试验,随着水合程度增加残渣中纤维素分子大小也不同,为 $550 \sim 1\,127\ \mu m$,分子大小的差异会导致其表面积及与水接触的面积不同。当分子直径超过 $550\ \mu m$ 时,其水合程度在磨碎过程中随分子直径减小而降低;而在此过程中,脂肪的吸收能力呈增加趋势(Raghavendra et al. ,2006)。

2.分子表面积

非淀粉多糖分子的可接触表面积以及多孔性能够影响其发酵程度(即可被人体结肠内微生物降解的程度)。同时,分子表面局部的化学特性也可以影响整个分子的物理化学特性,如分子磨碎与吸收性,从而决定了非淀粉多糖的消化吸收特性。分子与微生物或酶类的接触面积依赖于分子本身的结构特点,更与其合成与加工过程有关。

3.水合作用

非淀粉多糖的水合作用在一定程度上能够影响其消化。吸水性与保水能力是检测其水合程度的两个重要指标,其中吸水性有助于我们阐述食物中的非淀粉多糖在人体内的消化特性和过程。

4.溶解性与黏稠度

溶解性和黏稠度对非淀粉多糖的抗营养性具有非常重要的影响。有研究指出,可溶性黏性多糖能够阻碍营养物质的消化和吸收。如果此多糖分子由一系列类似晶体结构的单体联结而成,那么该聚合物在人体消化道内便具有更好的稳定性。对于支链结构较多的分子(如树胶、阿拉伯树胶),其离子基团(如果胶的甲氧基化部分)和潜在的分子内部联结位点(如 β-葡聚糖的 β-1-3 和 β-1-4 联结点)能够增加分子的溶解性。改变非淀粉多糖的单糖单元或分子构象(α-或 β-构象),也能够改变其溶解性(如树胶、阿拉伯树胶、阿拉伯半乳聚糖和黄原胶)。

液体的黏稠度,简单说是指液体的流动阻力。通常,随着非淀粉多糖的分子质量或分子链长度的增加,其溶液的黏稠度加大。然而,溶液中非淀粉多糖的浓度、温度、pH、加工过程中的剪切性和离子强度更多地依赖分子本身的特性。例如,长链聚合物(如瓜尔胶、黄氏胶和树胶)具有较强的亲水性,且溶于水后呈现较大的黏稠性。而具有较多支链的可溶性纤维或短链聚合物(如树胶和阿拉伯树胶)的水溶液黏稠度则较低。

5.对离子和有机分子的斥吸附/绑定

体外试验表明,果胶分子的羧基基团以及谷物纤维中的肌醇六磷酸能够结合金属离子,因而可以猜测,非淀粉多糖分子内所带电荷能够减少人体对矿物质的吸收(Dhingra et al. ,2012)。多糖本身对机体矿物质和痕量金属的吸收没有影响,但与之密切相关的肌醇六磷酸却会导致吸收障碍。非淀粉多糖对胆汁的隔离乃至化学结合作用被认为是其具有降胆固醇功效的机制之一。消化道内 pH、胆汁酸、非淀粉多糖的物化构象以及在消化道内的停留时间都会影响非淀粉多糖的消化程度。

2.3　非淀粉多糖的理化和生理活性

非淀粉多糖的营养效应取决于其属性,其重要的性质包括黏度、持水量、发酵能力等,非淀粉多糖的这些性质在动物和人类是不同的。

2.3.1　非淀粉多糖的理化特性

1.黏度

非淀粉多糖的结构(直链或支链,阿魏酸含量)、溶解度、分子质量和浓度决定了其黏度。水溶性非淀粉多糖的浓度达到某个临界值以后,会由多个聚合物单链缠绕交联从而构成具有较高黏度的立体网络。高黏性非淀粉多糖通常具有较低程度的分支和较高的阿魏酸含量。

不同来源的非淀粉多糖其物理黏度导致的对养分消化吸收的影响机理相似。非淀粉多糖的抗营养影响归因于它可使肠道内容物黏度的增加。一般来说,高的黏度降低底物的扩散速率和消化酶,多糖与肠刷状缘作用可加厚肠道水黏膜层,这样可以减少肠道营养吸收的效率,高黏度能延迟胃排空和食物运输时间,造成血糖降低,刺激肠道微生物的增长。

相反,高黏度延迟胃排空被认为是对人体健康有益的。较慢的运输增加水吸收和肠道微生物发酵降解非淀粉多糖时间,其发酵产物主要是短链脂肪酸,短链脂肪酸对肠道有一些有益的作用。

2.持水能力

非淀粉多糖的持水能力受其周围流体的化学结构、pH 和电解质浓度的影响，微粒大小也有影响。

可溶性和不溶性非淀粉多糖都具有较高的持水能力而不溶性多糖不易被发酵，因此可增加粪便体积，缩短肠道运输时间。随着它们在肠道内被发酵持水力逐渐消失。

众所周知，人体消化系统更适于消化高纤维的膳食，而不适宜消化高脂、高能量的饮食。在此，非淀粉多糖较高的持水力可以增加肠道内容物体积，加速肠道排空，防止便秘。小麦中的非淀粉多糖的持水性还有利于相关焙烤食品的水分保持。

3.可发酵性

人体肠道内生存着 400 余种厌氧菌，每克内容物的菌数达 10^{11}，这些细菌可以发酵非淀粉多糖，其结果除增加大量的细菌外，也形成各种产物包括短链脂肪酸 (C_2-C_5) 和气体(甲烷、氢气、二氧化碳)等。这些产物不仅对肠道局部产生影响，也对整个机体产生系统性影响。水溶性多糖可以被完全发酵，而不溶性淀粉多糖只是被细菌部分发酵。通过体外发酵与体内发酵试验的比较发现，体外发酵淀粉糖的发酵程度高于体内。多糖的发酵程度及发酵产物，尤其是短链脂肪酸的浓度受到多种因素影响，最主要的影响包括非淀粉多糖的化学结构和理化特性、饮食中非淀粉多糖的数量和种类以及微生物菌群的构成情况。短链脂肪酸的产生量在盲肠和右半结肠最高，这个区域的微生物数量也最高。短链脂肪酸有一些有益作用：降低结肠 pH，抑制有害微生物生长及有害分解产物的形成，增加矿物质吸收，维持正常肠道的结构和功能，通过促进钠和水吸收减轻腹泻症状，促进胰腺或其他消化道激素分泌，调节黏膜上皮细胞的增殖分化及影响其相关基因表达与转录；尤其重要的是短链脂肪酸(如丁酸)可以为肠道黏膜细胞提供营养，促进上皮细胞增殖。短链脂肪酸被吸收后，可以影响肝脏和肾脏代谢，影响血糖、血脂及氮平衡等的代谢水平。

2.3.2　非淀粉多糖的生理特性

研究发现膳食以粗粮为主其中含有较多非淀粉多糖的东非人群患肠道癌症的几率远远低于以精米面为主食的欧美人群。以下对非淀粉多糖的生理效应进行阐述。

1.维持肠道吸收特性

研究表明果胶及大豆多糖可以增加肠道水分吸收，这种作用可能是通过短链脂肪酸介导的。分析发现粪便中的短链脂肪酸很少，这是由于其被肠细胞吸收，而这种吸收作用通常伴随着水分的吸收。短链脂肪酸可以促进肠液和电解质运输，急性腹泻常与短链脂肪酸的减少密切相关，同时伴随肠道水分和钠的吸收减少。试验证明，人类摄入可发酵多糖如菊粉、甜菜纤维等可以使肠道内的钙保留率增加，但是镁、锌、铁的保留没有变化。同样，向直肠内注入短链脂肪酸可以促进钙的吸收。

2. 维持肠道正常结构和健康

人体肠道结构及健康取决于肠道屏障作用及肠道内的微生态环境。非淀粉多糖通过发酵产生短链脂肪酸可以保护肠道屏障功能同时促进受损肠道细胞的修复。肠道健康至关重要，因为食物的消化、吸收及营养分配均在此进行，同时它也是人体最大的免疫器官，屏蔽饮食或菌群中的有害物质进入人体。在各种生理失调状态如饥饿、应激、克罗恩病、口炎性腹泻、广泛烧伤、抗生素治疗、寄生虫病、类风湿性关节炎和肠梗阻等情况下，肠道屏障的完整性会发生变化，肠道屏障保护作用削弱，导致菌群的异常分布。某些非淀粉多糖可以促进有益菌增殖，抑制有害菌生长。从而限制一些有害的蛋白质降解产物的产生，如氨、酚类、胺和 N-亚硝基化合物等，它们与不同类型的溃疡性结肠炎和癌症密切相关。短链脂肪酸可以使正常人盲肠隐窝黏膜细胞增殖。此外，不溶性非淀粉多糖产生的黏度特性也对上皮细胞的增殖产生显著影响。

3. 益生作用

非淀粉多糖的益生作用体现在它们可以使肠道有益菌增殖而不会增殖有害菌如产毒大肠杆菌、拟杆菌等。低聚果糖、β-葡聚糖都有类似的作用。人体肠道的菌群具有多样性，肠道菌群是肠道天然屏障的一部分，同时也发酵底物产短链脂肪酸，保持肠道较低的 pH，以利于一些有益菌如双歧杆菌及乳杆菌的生长，抑制有害菌生长，其抑制机理主要通过微生物拮抗作用，阻碍其肠道上皮黏附及分泌杀菌物质来进行。

研究发现某些微生物的过度增长直接导致肠道菌群失调。而非淀粉多糖尤其是膳食纤维对于保持肠道菌群正常组成非常有效。典型的具有益生作用的非淀粉多糖是低聚果糖和菊糖，二者通常存在于果蔬中。体外研究表明，安卡拉胶、瓜尔豆胶及麦麸低聚糖、大豆低聚糖也表现出了促进双歧杆菌增殖的作用。此外，人乳含有结构复杂的寡聚糖，可以促进双歧杆菌增殖，对于婴儿肠道天然屏障的形成和发育非常重要。非淀粉多糖对于婴儿和老人等人群的急性感染或免疫影响作用明显。

最近有报道显示摄入植物多糖类益生元可以增加钙、镁及铁的吸收率，使骨矿物质密度增加。益生元还可以防止肠道癌症的发展，某些微生物代谢会产生致癌或促癌物质,益生元膳食干预可以阻碍这些微生物的作用。关于益生元抑制癌症发展的机理有两个假说:其一是认为它们可以帮助产生一些微生物代谢产物如丁酸类,促使癌细胞凋亡;其二是认为它们可以显著改善肠道菌群的代谢模式,使蛋白质和脂类代谢活动降低,促进良性产物的代谢形成。益生元类多糖由于对急性感染性腹泻有显著抑制作用常被加入婴儿食品。

2.4　改变非淀粉多糖抗营养性的方法

　　非淀粉多糖的物理化学性质能够被人为的加工处理而改变,如化学处理、酶解作用、机械研磨、热处理或瞬时分解处理等。研磨、挤压处理能够影响非淀粉多糖的水合程度;加热处理可以改变食品中可溶性多糖与非可溶性多糖的比例;结合热处理甚至可以改变非淀粉多糖的分子结构,进而改变其生理功能和活性(Dhingra,2012)。

　　一些因素,如温度、pH、离子强度以及非淀粉多糖缓冲液的性质都可以通过改变分子的水合程度来改善食物总营养的吸收。概括来讲,能够消除非淀粉多糖抗营养作用的方法有以下几种。

2.4.1　物理方法

　　(1)加热方法　主要有干热法的烘烤处理、微波辐射和红外辐射等;湿热法的蒸煮、热压和挤压等。研究表明,挤压处理的玉米粉和燕麦粉中,可溶性非淀粉多糖与非可溶性非淀粉多糖的比例较高,并且挤压加工能够增加玉米粉和燕麦粉中非淀粉多糖的水合能力,使之具有更好的食用性。几种方法可以结合起来使用,如浸泡蒸煮、加压烘烤、加压蒸汽处理和膨化等。

　　(2)机械加工法　无论谷类、薯类还是豆类,一般来说,加工得越精细,纤维素含量越少,抗营养性越小。通过机械加工进行去壳、去种皮处理,可以大大减少它们的抗营养作用。有试验表明,用磨碎的大麦作为猪饲料,大大超过整粒大麦为饲料的饲喂效果;碾压处理可以改善猪对大麦蛋白质和能量的消化率。

　　(3)水浸法　利用水浸法可以有效去除水溶性非淀粉多糖的抗营养作用。曾有试验报道,水处理可以减轻小麦和大麦中非淀粉多糖的抗营养作用,但对玉米效果不佳(Englyst et al.,1992)。其原因可能是由于玉米中非淀粉多糖的含量没有小麦和大麦中那么高,因而效果不明显。不过,此种方法容易引起其他营养物质如可溶性蛋白质和水溶性维生素的损失,因而很少被采用。

2.4.2　生物学方法

生物学方法中应用较多的是酶水解法。将粉碎的谷粒或糠麸在热水中浸泡，通过内源性戊聚糖酶对相应底物的作用即可消除其抗营养作用。酶制剂之所以能改善非淀粉多糖的抗营养作用，并非是因为其能将多糖降解为单糖、增加多糖的吸收，而是由于它能把一些高聚糖（如阿拉伯木聚糖、β-葡聚糖等）降解为较小的聚合物，因而改变了多糖物质增加消化液黏稠度、抑制养分扩散吸收的性质，最终起到削弱甚至消除食物中非淀粉多糖抗营养作用（卢峥，1997）。

另外，简单的烹饪处理也可以改变植物性食物细胞壁的成分，从而改善其抗营养特性。例如，油炸的烹饪方法便可以显著减少蔬菜中纤维素的含量和抗营养作用。如何找到更多经济、实用的消除非淀粉多糖抗营养作用的有效途径，仍是营养学家们今后努力的方向。

3 植酸

植酸(phytic acid)于 1872 年首先发现,至今已有 100 多年的历史,是自然界中普遍存在的天然物质。在植物成熟过程中,植酸盐主要积累在种子中,作为种子中磷酸盐和肌醇的主要储存形式,广泛存在于豆类、谷类及油料作物的种子中。

在世界上大部分地区,人类主要依靠植物性食品来获取碳水化合物、蛋白质、膳食纤维、维生素等营养物质和其他非营养素。大量的研究表明膳食中的植酸盐是一种抗营养因子。植酸由于其结构特点易与一些阳离子物质络合成不溶性盐,从而降低动物对矿物元素的消化吸收。为了消除植酸盐的抗营养作用,能够降解植酸盐的植酸酶受到广泛关注,可以在食品加工过程中和动物的胃肠道途径里发挥作用降解植酸盐,还可以外源性加入此酶,另外还有很多其他方法用来降低食品中的植酸盐含量。

3.1 植酸结构、性质及分布

3.1.1 植酸结构和性质

植酸,学名为环己六醇六磷酸酯(IP_6)即肌醇六磷酸酯,分子式 $C_6H_{18}O_{24}P_6$,相对分子质量 660.04,植酸的基本结构是由肌醇环和 6 个磷酸盐基团组成。分子结构式如图 3.1 所示。

植酸是一种淡黄色或淡褐色的浆状液体,易溶于水、95%的乙醇和丙酮,不溶于无水乙醚、苯、己烷、氯仿等有机溶剂。加热则分解,浓度越高越稳定。植酸分子中有 12 个酸性氢原子,呈强酸性。

植酸作为一种络合剂,能与二价或三价阳离子形成不溶性的复合物而干扰某些无机盐或微量元素的吸收利用。它通常与 K^+、Ca^{2+}、Mg^{2+}、Zn^{2+} 等先形成盐,然后再与蛋白形成具有单层膜的泡状小球,这些小球进一步聚积为更大体积的球

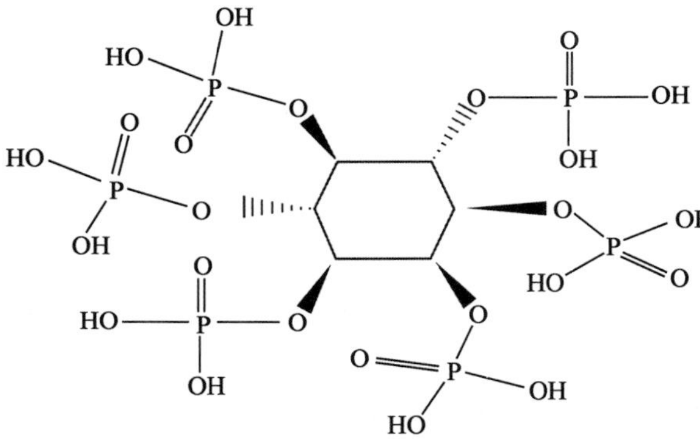

图 3.1　植酸的结构形式

状体,这是植酸在生物体中的主要沉积形式(李丹,2004;陈红霞,2006)。

　　植酸生物特性:①可促进氧合血红蛋白中氧的释放,改善血红细胞功能,延长血红细胞的生存期。②可与蛋白质、多酚类物质发生凝结反应,作为酒类等降固剂。③肌醇部分具有维生素 B 类和生物素的生理功能和活性。④磷酸酯部分为微生物细胞膜的一种组分,同时也具有耐温、抗静电、防气雾等特性。⑤有机磷部分是微生物本身的组分和其生长发育的一种有效营养物质。⑥由于植酸分子中含有 12 个酸性氢原子,呈强酸性,并具极强的螯合能力。⑦植酸无致毒性,安全可靠。用 50%植酸水溶液进行毒性试验,LD_{50} 为 4 192 mg/kg,高于食盐的半数致死剂量 4 000 mg/kg 。因此植酸比食盐作为食品添加剂更安全。⑧热稳定性,植酸水溶液在高温下受热易分解,其水解终产物是肌醇和无机磷酸,若水解不彻底就会产生五、四、三、二和单磷酸肌醇的系列混合物。浓度越高越稳定,在 120℃ 以下,短时间内大致稳定,需低温、避光条件下储存。

3.1.2　植酸的分布与含量

　　植酸及其前体,从一磷酸环己酯(IP_1)到六磷酸环己酯(IP_6),广泛存在于植物组织中,尤其是在谷物及油料作物的籽实中。在成熟的植物籽实中,肌醇磷主要以植酸(IP_6)形式存在。但在谷物加工中,其他形式的肌醇磷可能存在。除少数蔬菜含量很低外,大多数蔬菜和动物性食品均可检测到植酸。核磁共振法测定发现哺乳动物体内也存在微量植酸,但其主要功能可能是作为 Ca^{2+} 的激活剂和第二信使。植物中的植酸几乎不以游离态形式存在,而是主要以钙镁复盐即菲丁(phyotin)形式存在。

3.1.2.1 分布

植酸盐形成于植物种子成熟和休眠过程中,植酸在种子中并不是均匀分布的。最高浓度的植酸盐发现于植物成熟时期,为以后出苗储存磷于所形成的种子中。

植酸常以一价或二价阳离子盐的形式存在于谷类等种子的不同部位。在单子叶植物种子中,植酸常与某些特定的成分或部位结合,从而能够与这些成分或部位一同分离出来。小麦和大米中的植酸主要集中分布在糊粉层,84%~88%的植酸存在于麸皮和米糠中,胚芽部分植酸约占10%,而淀粉部分(胚乳)几乎不含植酸。玉米与其他谷物不同,88%的植酸聚集在胚芽部分,而胚乳所含植酸很少。在双子叶植物种子如豆类或其他种子中,植酸分布遍布子叶,并存在于亚细胞结构蛋白质体中。干豆中99%的植酸分布在子叶中,仅1%分布于胚芽,而种皮中几乎不含植酸(任学良等,2004)。

3.1.2.2 含量

研究者分析了29种常用食物和10种饲料中的总磷和植酸磷,发现谷物、油菜和豆科籽实中植酸磷较高,达总磷的60%~80%;根和块茎中含中等水平植酸磷,达总磷的21%~25%;绿色叶中植酸磷含量可忽略不计。各种植物性食品中的植酸含量如表3-1所示(金瑛等,2005;祝群英等,2006)。

1.谷类及谷制品

虽然各种谷类食品的植酸含量不同,但总体来说,含麸皮的谷类食品植酸(IP_6)含量最高。Morris和Hill(1996)对多种谷物早餐食品进行分析,发现大部分食品的总肌醇磷酸酯中,IP_6含量最高,占总量的46%~65%,IP_6与IP_5的总和占76%~89%;含麸皮的早餐食品中IP_6的含量最高,平均含量为8.58 mg/g,占总量的65%;其次是燕麦和小麦食品,IP_6的含量分别为3.30 mg/g和5.28 mg/g;大米和玉米制品中IP_6的含量最低,分别为0.59 mg/g和0.40 mg/g。

Plaami等(1995)对谷物早餐食品的检测也得到类似结果,燕麦、裸麦、小麦的全麦早餐麦片中IP_6、IP_5含量较高(>6.6 mg/g干重),燕麦麦片中IP_4的含量也相当多,裸麦及小麦全麦麦片中仅含微量IP_4及IP_3,大麦麦片中各级肌醇磷酸酯的含量都较低。对婴儿米粉样品的分析发现,植酸的含量平均值为24.6 mg/g;大多数样品中植酸的含量超过20 mg/g;不同种类的米粉植酸含量不同,在不含麸皮的米粉中含量较低(<5 mg/g)。

表 3.1 植酸在植物性食品中的含量 mg/g

食品种类	植酸
小米	3.54～7.96
大米	1.0～1.35
精粉	2～4
燕麦及大麦	4～7
小麦麸皮	25～58
大米米糠	58
大米（经抛光、熟制）	1.2～3.7
大米（未抛光、熟制）	12.7～21.6
玉米面包	4.3～8.2
未发酵的玉米面包	12.2～19.3
小麦面包	3.2～7.3
未发酵的小麦面包	3.2～10.6
黑麦面包	1.9～4.3
酵母黑麦面包	0.1～0.3
法式面包	0.2～0.4
面包（70％小麦,30％黑麦）	0.4～1.1
面包（30％小麦,70％黑麦）	0～0.4
玉米片	0.4～1.5
燕麦片	8.4～12.1
意大利面	0.7～9.1
燕麦粥	6.9～10.2
豆制品	
豌豆（熟制）	1.8～11.5
黄豆	9.2～16.7
豆腐	8.9～17.8
小扁豆（熟制）	2.1～10.1
花生	9.2～19.7

2.豆类

Morris 和 Hill(1996)对豆类的研究发现,生干豆中植酸的浓度为 $3.96 \sim$ 9.3 mg/g;大多数为 IP_6 形式,占总肌醇磷酸酯的 $77\% \sim 88\%$,其余为 IP_4、IP_5。熟豆中含一定量的 IP_3。

3.蔬菜和水果

蔬菜中植酸含量都较低,尤其是叶菜类植酸含量极少,新鲜蔬菜植酸平均含量为 1.1 mg/g。水果的植酸含量也很低,在苹果、香蕉、葡萄、桃等常见水果中几乎检测不到植酸。

3.2　植酸的功能活性

早期人们对植酸的研究主要集中在植酸结构的鉴定方面,并且多把植酸看作一种抗营养因子,然而近年来随着对植酸研究的深入,其潜在的生理活性及重要的应用价值不断得到认可。

3.2.1　植酸抗氧化作用

研究认为植酸具有较好的清除 SOD 自由基、羟基自由基、超氧阴离子的能力。植酸的抗氧化特性在于它能产生氢,破坏自氧化过程中产生的过氧化物,使之不能继续形成醛、酮等产物;或者是植酸可以充分利用其磷酸基团,螯合起催化氧化反应进行的金属离子,从而产生良好的抗氧化性。

研究发现植酸可抑制羟基所诱导的脱氧核糖的降解,但对这一体系的抑制程度随着 Fe^{3+} 浓度的增加而下降,这提示植酸对氧化作用的影响多半是基于它对金属的螯合作用。植酸在机体消化中可被水解,水解产物中含有 3 个及 3 个以上磷酸基团,虽然其螯合作用有所减弱,抗氧化效果也比植酸稍弱,但仍可抑制脂质过氧化和磷脂膜氧化。植酸具有心肌保护作用,它可使肌酸激酶释放减少、冠脉血流增加及脂质过氧化减少;说明了植酸作为天然无毒的抗氧化剂,对于改善羟基造成的心肌缺血可能存在一定的治疗作用。

3.2.2　植酸的抗肿瘤活性

植酸抗癌作用属于非细胞毒效应,具有抗肿瘤的多样性。在体外和体内植酸都呈现显著的预防或治疗性的抗癌特性,植酸可减少细胞的增殖和恶性细胞的分裂,这些恶性细胞可能引起正常表型的转变,植酸在机体防御机制和肿瘤清除中发挥主导作用。关于 IP_6 作为抗肿瘤药的动物研究已做了很多,包括乳腺癌、结肠癌、白血病、前列腺癌和肉瘤等，结果都显示了 IP_6 具有一定的抗癌活性（Vucenik and Shamsuddin，2003）。植酸的抗癌机制有如下几种解释：

（1）通过调控细胞周期。细胞的正常生长依赖于细胞周期中各种调节因子的平衡调控，在细胞周期的 G_1-S 期之间存在一个周期转换点，该点是决定细胞继续进入 S 期进行 DNA 复制或让细胞周期在此期终止而走向分化或凋亡的关键点。研究表明植酸是通过抑制 S 期，阻止 G_0-G_1 期来调节细胞周期的进程，进而抑制细胞的分化与增殖（EL-sherbiny et al.，2001）。

（2）预防 DNA 的氧化损伤，从而起到对癌症的预防作用。植酸可抑制经 H_2O_2 生成体系处理的培养细胞中 dGTP 的形成，虽然植酸不能清除 H_2O_2，但 IP_6 可通过对金属的螯合而降低 H_2O_2 中活性氧的生成，进而抑制 H_2O_2 与 Cu^{2+} 对 DNA 特定序列的损害，起到防癌的作用（Midorikawa et al.，2001）。IP_6 可通过调控细胞的信号传导来抑制细胞的增殖与分化，使细胞循环周期出现停滞，最终诱导细胞凋亡的发生；还可导致细胞从恶性分化向正常的表型逆转。

3.2.3 植酸对心脑血管的影响

植酸对血小板聚集和 ATP 释放会产生影响。植酸可明显降低血小板的聚集，有效降低平滑肌对 ATP 释放的感应，因此可降低脑血栓、动脉硬化等疾病发生的风险。植酸可以促进机体内脂肪代谢，降低血脂，抑制胆固醇的生成，防止高血脂的发生。植酸的摄入量与血糖生成指数呈负相关；在人体生理 pH 和生理温度下，植酸钠的存在可使小麦淀粉的消化速率降低 50%。

3.3 植酸抗营养作用及机理

作为抗营养因子，植酸盐会阻碍其他矿物质元素和蛋白质等营养物质的吸收。植酸对矿物质的结合力，影响人和动物对膳食和日粮中矿物元素及其他养分的利用。植酸可与钙、镁、铜、锰、锌等金属离子生成稳定的络合物，与蛋白质形成正常生理状态下不可溶解和不能利用的植酸-蛋白质复合物，与激活胃肠道消化酶的金属元素结合或直接与酶结合，抑制淀粉酶、胰蛋白酶、胃蛋白酶的活性（傅启高，1996）。素食人群的植酸日摄入量平均为 2 000～2 600 mg，发展中国家农村居民膳食中植酸盐的日摄入量为 150～1 400 mg（Reddy，2002）。一般情况下，以豆类食品为主的膳食人群会比以谷类制品为主的人群摄入更多的植酸盐。

植酸盐和矿物元素及其他膳食营养素的作用依赖于环境中的 pH。人体中，食物在低 pH 的胃中被消化后又会在胃肠通道内形成其他的复合物。矿物元素通常在小肠上游区域被最大程度上吸收,但不溶性复合物却无法提供可吸收的必需元素。因此,由于植酸盐的降解程度和部位会影响富含植酸的膳食的营养价值,植酸盐在胃肠通道上游发生的化学作用显得特别重要。

3.3.1 植酸对矿物元素利用的影响

植酸结构中含有 6 分子磷酸,在很宽的 pH 范围内均带负电荷,完全解离时负电性很强,是一种很强的络合剂,能迅速螯合许多带正电荷的 Ca^{2+}、Mg^{2+}、Zn^{2+}、Mn^{2+}、Fe^{2+}、Fe^{3+} 等二价或多价金属离子,形成难溶性植酸盐络合物,其中的矿物元素几乎不能被动物利用,导致一些必需矿物元素的生物效能降低。pH 6～7 的情况下,它几乎可与所有的阳离子形成稳定的螯合物,植酸的螯合能力比 EDTA 有更宽的 pH 范围,在中性和高 pH 下,也能与各种多价阳离子形成难溶的螯合物,它对 Fe^{2+} 的螯合能力比 EDTA 高 2 倍多。在饲料加工和动物胃肠消化过程中植酸可降解为 IP_5、IP_4 和 IP_3。植酸及其前体,从 IP_1 到 IP_6 皆可影响矿物元素的利用率。

植酸盐在人类膳食中的存在影响矿物元素的正常摄入,包括锌、铁、钙、锰和铜等。植酸对矿物元素利用率的影响程度与其在原料中含量有关。饲料中植酸达 3％时,锌的生物学有效性仅为 44.1％,高含量的植酸还可使动物对钙的吸收降低为 35％,Zn^{2+} 在人体中的生物利用受植酸盐影响最重。pH 3～7 时,矿物元素阳离子与植酸结合形成不溶性植酸盐复合物的能力大小依次为 Cu^{2+}＞Zn^{2+}＞Cd^{2+}。这种复合物不能被人体胃肠道吸收,降低了这些矿物元素的生物利用率。人类小肠中缺乏植酸盐降解酶,同时人体消化系统上游部分也缺乏可以产生植酸酶的微生物群,因而植酸-矿物元素复合物在人类肠道中处于半水解状态(Iqbal et al.,1994)。结肠中的植物细菌有可以作用于植酸盐进行去磷酸化的能力,最终释放 Ca^{2+},被结肠吸收。当植酸在膳食中占一定比例时(1％左右或以上),才影响矿物元素如锌、钙、镁的利用率。大鼠日粮中当植酸水平高于 1％时会降低铜的吸收率,其机理是植酸影响了铜在肠道中的溶解与吸收。此外,植酸对不同来源的铜的利用率影响不同,植酸对硫酸铜利用率降低最多,对天然饲料来源铜的降低最少;研究发现,植酸盐对于非血红素铁的吸收有强抑制作用(Brune et al.,1992)。以大豆蛋白为主食的婴儿对食品中的铁的利用率与植酸水平及维生素 C 添加量有关:当食品中不含植酸时婴儿血液红细胞铁的吸收率显著提高,当维生素 C 添加量增加时,婴儿血液红细胞铁吸收率也显著提高。

饲料中的植酸磷必须在消化道内水解成无机磷酸盐的形式才能被动物利用。动物种类不同,植酸磷的利用率也不同。反刍动物瘤胃中的微生物能产生植酸酶,可以有效地水解植酸,成年反刍动物对植酸磷的利用率可高达90%。非反刍动物消化道中缺乏植酸酶,因此植酸磷的利用率低。成年家禽胃肠道中植酸酶的活性较高,对植酸磷的利用率也可达到50%左右。相当部分植酸磷(60%～80%)随动物粪便排出体外,进入土壤及水体之中,导致水质恶化、鱼体生病或鱼肉异味,对环境造成污染。磷的升高会促使水中浮游植物的大量繁殖。过剩的磷供给甚至能诱发赤潮,给水产养殖业带来巨大损失。

3.3.2 植酸对蛋白质吸收及消化酶活性的影响

不同pH下,氢离子解离程度不同。在一定条件下,植酸带负电荷,蛋白质的等电点大多在5.0左右,当pH低于蛋白质等电点和阳离子浓度低时,蛋白质带正电荷,植酸与蛋白质因静电作用形成二元复合物;当pH高于蛋白质等电点,蛋白质带负电,此时蛋白质可以多价阳离子如Ca^{2+}、Mg^{2+}、Zn^{2+}等为桥,与植酸形成三元复合物。植酸蛋白二元或三元复合物的形成,会改变蛋白质的结构,降低其溶解度,并进而影响其消化率和功能。由于植酸与蛋白质、维生素及无机物形成复合物,从而降低了动物体对金属阳离子、氨基酸(AA)的吸收,抑制了消化酶(蛋白水解酶、淀粉水解酶、脂肪酶)的活性,使饲料及食品中营养物质的消化与利用受到影响。

植酸与蛋白质能否络合而沉淀,主要取决于pH。于旭华等(2003)研究了添加植酸对不同原料中可溶性蛋白含量的影响。当pH 2且未加植酸时,除米糠、豆粕外各原料溶液中可溶蛋白占总蛋白比例均达到100%;添加植酸后,菜籽粕降低到63%,其余原料均降低到30%以下,其中酪蛋白和豆粕分别降为1%和2%。当pH 4～10时,添加植酸对蛋白质的溶解性几乎没有影响。畜禽胃内的pH一般为1.5～3.5,所以,植酸与蛋白质在畜禽胃内络合是完全有可能的。

植酸及其水解不完全产物对单胃动物胃肠道分泌的消化酶如蛋白质水解酶、淀粉水解酶、脂酶等的活性都有抑制作用,因此也影响了各种营养成分的吸收利用,如影响淀粉和脂肪的消化率。Cawley等(1968)报道,在发芽小麦日粮中,植酸通过与钙结合影响植物淀粉酶活性,植酸对不同植物来源的淀粉酶活性抑制率可达50%～100%。植酸对淀粉酶的抑制是非竞争性的,其抑制程度取决于植酸浓度、植酸与酶的预培育时间和温度、pH以及酶的来源。Li等(1993)发现,体外条件下植酸对α-淀粉酶活性的抑制还与蛋白质含量有关。大鼠饲粮中添加植酸钠时,脂肪的消化率会有所降低(Nyman,1989)。Singh等(1982)证实,植酸对胰蛋白酶活性的抑制也是非竞争性的,与酶和植酸的预培育有关。体外条件下,胰蛋白酶和植酸盐37℃培育30 min,酶活性抑制率为45.9%左右,而不培育时抑制率为

10%左右。

3.3.3 植酸对碳水化合物利用的影响

人体中摄入植酸盐会降低升糖指数（Lee et al.，2006）。原因可能是植酸盐和碳水化合物形成复合物，导致溶解性降低，影响葡萄糖的消化和吸收。植酸盐可以通过氢键直接与淀粉联结，或是通过蛋白质间接地与淀粉形成复合物。植酸盐与Ca^{2+}的络合物也可以抑制淀粉酶的活性。把黄豆面进行去植酸化处理后可以提高人体中的升糖指数。另外，体外实验表明将人的唾液与加入植酸钠的小麦或黄豆淀粉进行一段时间的反应后，淀粉的水解作用降低（Thompson et al.，1987）。

3.3.4 植酸对脂质利用的影响

脂质和植酸盐及其衍生物的复合物称为"菲汀脂"（lipophytins）。脂质和植酸钙可能参与了家禽肠腔中金属皂的形成，限制脂质中能量来源的利用。当幼年家禽喂食含植酸盐的脂肪性饲料时，不但植酸磷的利用受到阻碍，脂肪也会以皂化脂肪酸的形式被排出体外（Matyka et al.，1990）。然而人体内植酸-脂质复合物的存在却鲜有报道。

可以确定的是，植酸的抗营养作用大小取决于植酸与带正电荷的化合物形成复合物的能力。带正电荷的化合物可以是蛋白质、碳水化合物、矿物元素和其他微量元素。

3.4 植酸抗营养作用的消除

消除植酸的不良影响，改进谷物和豆类饲料营养价值的方法较多，如物理化学方法、发芽、发酵、添加植酸酶制剂等。其原理是打破植酸-金属离子-蛋白质复合结构，使植酸游离出来，或体外降解植酸，或提高食物中植酸酶活性，消除植酸在消化过程中所起的抗营养作用，提高矿物元素和蛋白质等养分的消化吸收率，从而提高饲料的营养价值。

一些处理技术，如浸泡、发芽、蒸煮、热处理以及发酵等可以使食品中的植酸盐发生去磷酸化作用。天然存在于植物和微生物中的植酸酶也可以降解植酸盐，但在食品加工和处理过程中，植物和微生物中的内源性植酸酶不能完全水解植酸盐，为了通过植酸盐降解提高食物中矿物元素的生物利用率，需要优化加工条件，了解不同种类植物和微生物中植酸酶的性质，最适 pH 和最适温度，以提高植酸酶活性加速催化作用（Konietzny et al.，2002）。

3.4.1　热处理

热处理是降低植酸抗营养作用较常用的方法。在高温加热过程中,植酸降解,转化为 IP_3、IP_4 或 IP_5。

植酸盐的热稳定性较强,因而在热处理中不易被降解。然而,植物中的植酸酶不耐热,经长时间高温处理会导致其失活。所以为了提高热处理中植酸盐的去磷酸化作用,需要选择植酸酶耐热的植物品种进行处理或者额外添加其他耐热的植酸酶。

3.4.2　制粉与浸泡

制粉是最为常用的去除谷物中植酸的方法。但是该方法在去除植酸的同时,也去除掉主要部分的矿物元素和膳食纤维。

浸泡作为加工预处理,豆类和谷物种子根据需要进行 15~20 min,甚至更长时间。一般情况下,谷类和豆类在水中浸泡过夜,植酸盐为水溶性,因而可以通过浸泡去除很大一部分植酸盐。另外,浸泡过程也可以提高谷物和豆类中天然存在的植酸酶的活性。

就谷物和豆类而言,浸泡是减少植酸、提高矿物元素生物利用率极为有效的一种方法。该方法作用原理是,将谷物在水中完全浸没一段时间,以激发内源性植酸酶的活性。研究表明,浸泡过程中植酸盐的水解作用受温度和 pH 影响很大。浸泡过程中,植物中植酸酶的最适温度为 45℃ 和 65℃,最适 pH 5.0~6.0,此条件下浸泡处理可以水解大量的植酸盐。高粱粉室温浸泡 24 h,植酸含量可以减少 16%~21%（Mahgoub and Elhag,1998）。相比于仅浸泡一段时间,浸泡和烘制一起可以更为有效地减少豆子的植酸含量(Vidal-Valverde et al.,1994)。谷物在合适条件下经粉碎和浸泡,植酸盐可以完全降解,燕麦例外,因其植酸酶活性仍然不高(Larsson and Sandberg,1992)。

3.4.3　发芽

在没有发芽的谷物和豆类中,内源性植酸酶活性极低,而在发芽过程中植酸酶活性迅速提高。据报道,将小米发芽处理 72 h 可以降低植酸含量 23.9%,处理 96 h,可以减少 45.3%（Coulibaly et al. 2011）。Marshall 等(2011)对几种谷物进行 10 d 的发芽处理后,所有谷物中植酸含量明显降低。经发芽处理,可观察到黑麦中植酸减少最多,而玉米中最少。

与热处理等物理方法比较,发芽对降低植酸更有效,水稻、小麦和燕麦发芽后植酸迅速降解。Dahiya 等(1994)发现,食品如小麦、小米和绿豆等发芽后植酸降解了 41.6%～54.9%,体外蛋白质消化率显著提高($P<0.05$)。

在谷物和豆类的发芽过程中,植酸盐被内源性植酸酶降解,植物种子利用植酸盐作为无机磷酸的来源。Egli 等(2002)发现在不发芽的豆类及谷物种子中,植酸酶活性很低,少数例外,如黑麦、小黑麦、小麦、薏米。在谷类和大豆发芽过程中,随着植酸酶活性提高,植酸盐含量也不断降低。

3.4.4　发酵

发酵降低植物性饲料中植酸的原理是发酵过程中微生物产生了植酸酶。植酸酶可以将植酸盐(IP$_6$,肌醇 1,2,3,4,5,6-己糖磷酸)降解为较低级的形式,如 IP$_5$、IP$_4$,IP$_3$,IP$_2$,IP$_1$ 和肌醇。植酸的磷酸化程度越低,对金属离子的螯合能力也越低。谷物食品的发酵可以提高矿物元素的生物利用率。谷物中,植酸与锌、铁、钙等金属阳离子螯合,或与蛋白质形成复合物而存在。自然发酵为酶降解植酸提供了适宜的 pH 环境,植酸以此种形式降解可以多倍提高铁、锌、钙的溶解数目。

Reddy 等(1994)用酵母菌、霉菌和细菌发酵谷类、豆类和块茎(薯类)作物时,全麦及面包中的植酸降低了约 50%,蛋白质和淀粉消化率显著改善,并且随着温度增加,发酵时间延长,作用更显著。Nayini 和 Markakis(1983)报道,用酵母发酵生产的面包中植酸降解,产生中间肌醇磷。用酿酒酵母和植物乳杆菌发酵白小麦和黑麦面粉制作面包,植酸几乎或完全降解。小米发酵 12 h 和 24 h 可以降低食物中植酸和单宁的含量。当把发芽的珍珠粟与酵母菌纯培养,30℃ 发酵 72 h,植酸盐含量可以减少 88.3%。

Goyal 等(1994)发现大米和脱脂大豆粉(1∶1)发酵后非植酸磷和盐酸浸出磷、钙、铁、锌、铜和锰显著增加。用少孢根霉发酵或自然发酵(乳酸发酵)也可降低大豆中植酸含量,提高铁元素利用率。毕德成等(1988)用保加利亚乳杆菌和嗜热链球菌发酵豆浆粉,植酸降解了 55%～65%,氨基酸成倍增加。傅启高(1996)对发酵降解大豆中植酸进行了初步研究,发现生大豆厌氧发酵或加麸皮及矿物盐添加剂耗氧发酵,植酸降解率分别为 25.48% 和 92.5%。

3.4.5　植酸酶作用

植酸酶(六磷酸肌醇磷酸酯水解酶)(phytase),是指水解植酸盐的一大类酶,属于磷酸酶的一种类型。植酸的水解反应可在消化道内发生,饲料中的内源性植酸酶能降解植酸。植酸酶在动物体内被激活之后,植酸能被植酸酶经由肌醇五磷酸酯(IP$_5$)、肌醇四磷酸酯(IP$_4$)、肌醇三磷酸酯(IP$_3$)、肌醇二磷酸酯(IP$_2$)、肌醇一磷酸酯(IP)水解成肌醇和无机磷酸(Sharma and Didckert,1975),使 Ca、P、Zn、Cu 等矿物元素从植酸盐中释放出来,植酸结合蛋白、结合淀粉得到降解,进而提高了这些营养物质的利用率。

3.4.5.1 植酸酶分类

植酸酶分类依据有两种,第一种是依靠植酸盐分子发生水解作用的起始位置来分类,包括有 3-植酸酶和 6-植酸酶。前者催化水解 C3 位置上的磷酸部分,而后者催化水解肌醇六磷酸环上 C6 位置上的磷酸部分。第二种是在最适 pH 下将植酸酶分成两类:组氨酸酸性磷酸酶和碱性植酸酶。前者的最适 pH 约为 5.0,而后者 pH 在接近 8.0 时活性最高。酸性植酸酶的存在和应用更为广泛,除了芽孢杆菌之外,其他大部分微生物菌中的植酸酶和植物中的植酸酶均属于酸性磷酸酶类型,所以更多关注放在酸性植酸酶的研究上(Vikas Kumar et al.,2010)。

3.4.5.2 植酸酶的来源

植酸酶广泛存在于植物、微生物中,动物肠道中的植酸酶来自于摄取的植物性饲料、肠道微生物区系和肠道黏膜分泌的内源性植酸酶。反刍动物瘤胃微生物产生的植酸酶有效降解植酸盐,单胃动物及幼年反刍动物肠道黏膜中内源性植酸酶及肠道微生物产生的植酸酶活性相当弱,需要添加外源性植酸酶。

通常来说,植酸酶的三个可能来源:植物植酸酶、微生物植酸酶(包括真菌和细菌)和动物植酸酶。

植酸酶最早是在植物中发现的,早期的研究都集中在植物和动物器官中。植酸酶广泛存在于多种植物的种子中,植物种子在萌发时会合成能够分解植酸的植酸酶,从而将植酸水解为肌醇和磷酸盐,为种子萌发和幼苗生长提供必要营养。来源于植物种子的植酸酶大部分属于非特异性的磷酸水解酶,最适合温度 45～58℃,最适 pH 在 4.0～6.0。

植酸酶可以从许多植物中被分离出来,如大米、油菜籽、大豆、玉米、小麦和黑麦等。植酸酶活性因植物的种类不同而有很大差别,如在豆类、谷类和油料作物中,植酸酶的活力一般都较低。许多谷物饲料中含有一定数量的植酸酶,如小麦来源的植酸酶可以使含小麦中的植酸磷降解,但它们的酶活性变异很大。在机械制粒过程中小麦的植酸酶活性并未被破坏。玉米、高粱和油籽饼中的植酸酶活性很低,另外,一些植物如黑麦和小黑麦中酸性植酸酶的活性较高,Viveros 等(2000)测定了 24 种饲料的植酸酶活性,发现黑麦籽实的植酸酶活性在所有谷物籽实中最高,其活性超过 5 000 U/kg,黑小麦 2 030 U/kg,小麦 1 500 U/kg,而玉米胚、燕麦和高粱籽实几乎无植酸酶活性（小于 100 U/kg）。大部分植物植酸酶催化肌醇六磷酸环上 C6 位置上的磷酸部分水解，多属于 6-植酸酶，而在生大豆中的植酸酶可能是 3-植酸酶。6-植酸酶的最适 pH 在 5.0～7.5，不适合在单胃动物的酸性胃中起作用，而且植酸酶在植物中含量较低，因而从应用角度出发，自 20 世纪 60 年代末植酸酶的研究转向最适 pH 为酸性、酶含量较高的微生物来源的植酸酶。可以克隆得到微生物中编码具有理想性质的植酸酶基因然后插入植物基因中去，提高植物中植酸酶水平。微生物中编码植酸酶的基因通常来自黑曲霉、枯草杆菌、曲霉菌、大肠杆菌以及许旺酵母菌。在改善人类食品营养方面上的应用只有一种转基因作物表达出植酸酶，这种基因来自于黑曲霉。

由于来源于微生物的植酸酶作用范围和稳定性好，易规模化生产，近几年的研究大都集中在微生物植酸酶，真菌、酵母和细菌都是植酸酶的重要来源。超过 200 种真菌中可以分离植酸酶，并已用于植酸酶生产测试中，它们分属于曲霉属、毛霉属、青霉属和根霉属。所有真菌都可以生产出具有活性的胞外植酸酶。多于 58 种真菌品系具有水解油菜籽中植酸盐的能力，其中活性最高的植酸酶来自 *A. ficuum*（也称为 *A. niger*），是一种高活性的 3-植酸酶，它水解植酸磷的最终产物是肌醇-1-磷酸，对这种酶的研究也最彻底，已经弄清楚了该酶的生理生化特性、氮末端序列及其蛋白质一级结构和活性位点，目前生产的商用植酸酶大多数是由 *A. ficuum* 生产的。

芽孢杆菌、克雷伯氏菌、大肠杆菌和假单胞菌是一些可以产出植酸酶的细菌，如枯草芽孢杆菌（*Bacillus subtilis*）、乳酸杆菌属（*Lactobacillus*）等。芽孢杆菌产植酸酶的最适 pH 近中性，酶活性高，热稳定性好，大肠杆菌植酸酶良好的热稳定性和蛋白酶抗性也备受关注。

目前对于酵母植酸酶的研究非常少。首例关于酵母植酸酶的报道是在 1984 年。Vohra 和 Satyanarayana（2003）报道说来自于毕赤酵母和克鲁斯假丝酵母的植酸酶由于在高温环境或是酸性环境中均能保持较高酶活，因而在食品加工过程中的应用前景较大。最耐高温的植酸酶分离自毕赤酵母、许旺酵母和旧金山乳杆菌。

可以通过重组技术来显著提高大肠杆菌中植酸酶的热稳定性。20 世纪 90 年代以来，随着生物技术和发酵工程的发展，采用 DNA 重组技术使植酸酶的活性得到了大幅度提高，为植酸酶的进一步应用提供了基础。通过克隆植酸酶的基因转入植物中编码生产植酸酶，基因改造技术可以高效去除谷物中植酸含量。利用该技术生产出的转基因大米超表达来自烟曲霉的植酸酶基因，编码来自菜豆的铁蛋白以及富含半胱氨酸的金属硫蛋白，以提高人体对大米中铁的生物利用率。基因改造的农作物可以生产出异源植酸酶,提高磷酸盐生物利用率的同时,减轻了磷酸盐排放造成的环境压力。

动物植酸酶存在于哺乳动物的小肠及脊椎动物的红细胞和血浆原生质中。相对于微生物和植物来说,源于动物的植酸酶研究相对较少。大量研究证实不同动物的小肠黏膜具有植酸酶活性。有一个值得探讨的问题就是动物来源的酶是否是动物体内的微生物产生的。但一般而言,动物植酸酶含量较少且活性低,多胃动物有瘤胃微生物的植酸酶,可利用植酸盐,单胃动物则难以利用植酸盐。

3.4.5.3 消化道系统中植酸酶的活性

胃肠道系统为大部分酶提供了不利于植酸酶发挥活性的环境,尤其是胃中的低 pH 环境以及蛋白水解酶的存在,胃蛋白酶以及小肠中的胰蛋白酶和胰凝乳蛋白酶的存在也有一定的影响。

有研究表明,内源性小麦植酸酶在胃腔中仍能保留 9% 的活性(与食物中的活性对比),而在小肠中仅能保留 2% 的活性;这说明小麦中植酸酶仅能在胃中催化植酸盐的水解(Schlemmer et al.,2001)。由于小麦植酸酶的最适 pH 为 5.5 和 6.0,该酶在幽门处被胃蛋白酶水解而失活,而又因为十二指肠处的 pH 为 6.5~7 而失活。

对比来说,A. niger 植酸酶可以在胃中保有 50%~60% 的活性,并且在 37℃ 时,最适 pH 为 2.0 和 6.0,而在 pH 1.0~7.5 均有活性(Sandberg et al.,1996)。A. niger 植酸酶在十二指肠中仍可以降解植酸盐(Kemme et al.,2006),A. niger 植酸酶在 pH 3.5,5 mg/mL 胃蛋白酶的培育环境中能保持 95% 的活性,而小麦植酸酶只能保留 70% 的活性(Phillippy,1999)。E. coli 植酸酶在胃蛋白酶存在的酸性环境中相比于 A. niger 植酸酶,该酶更加稳定,而在 pH 7.5,胃蛋白酶存在的条件下相比于 E. coli 植酸酶,A. niger 植酸酶更加稳定。概括起来,真菌植酸酶普遍热稳定性较细菌植酸酶要高。

向以小麦为主的膳食中添加外源性 A. niger 植酸酶,可以通过促进消化道中植酸盐的降解来提高铁元素的吸收。由于食糜进入十二指肠中,随着 pH 升高,肌醇磷酸盐的溶解性降低;同时磷酸化程度越低的肌醇磷酸盐,溶解性越高。磷酸化程度越高的肌醇磷酸盐对矿物元素的螯合作用越强,引起聚合物的沉淀,导致 Fe、Zn 和 Ca 等矿物元素不能被吸收利用(Schlemmer et al.,2009)。另一方面,磷酸化程度低的肌醇磷酸盐,可以确保小肠中的矿物元素在溶解状态帮助其吸收。由于植酸铁复合物的低溶解性,在十二指肠中植酸盐的进一步水解受到限制(Schlemmer et al.,2001),同样受限的是微生物植酸酶的活性。之所以胃部环境是外源性植酸酶作用并水解营养性磷酸盐并从植酸铁复合物中释放铁元素的主要场所,最主要原因是小肠中基质的低溶解性。

3.4.5.4 植酸酶的应用

外源酶的加入是降低食物中植酸盐含量的主要方法。植酸酶天然存在于植物和微生物中,可以在食品加工过程以及发芽、浸泡、烹饪和发酵等其他处理中发挥作用降解植酸盐。植酸酶可以在食品加工中和人类及动物的胃肠通道中降解植酸盐。然而,植酸酶的去磷酸化能力随不同种类植物和微生物菌群而有所不同。在食品加工和处理过程中,植酸盐并未被内源植酸酶完全水解,而是降低到可以提高矿物元素的生物利用率的水平,尤其是铁元素,所以需要添加外源性植酸酶。至今为止,商业用植酸酶产品主要用于动物饲料的膳食添加剂,尽管在人类消费群的食品加工中植酸酶的应用潜力很大,但至今还没有市场。有研究表明,在面包制作、植物蛋白分离、玉米湿磨和谷物麸皮的粉碎过程中加入微生物分泌植酸酶可以提高食品质量。

据试验,在植物性饲料中添加植酸酶饲喂动物,与对照组相比,添加植酸酶的日粮可吸收 Ca 利用率提高 132%、有效 P 利用率提高 105%～122%,蛋白质和脂肪的利用率提高 11%～12%。采用玉米浆生产的玉米植物蛋白饲料微量添加植酸酶后,可有效消除植酸而提高营养成分的利用率。近些年来,大量的研究表明,在畜禽饲料中添加植酸酶可明显提高植酸磷和其他养分的生物学利用率,减少环境污染,为植酸磷的利用提供了一条新途径。20 世纪 90 年代以来,由于发酵工程和生物技术的迅速发展,采用 DNA 重组技术使微生物植酸酶的产量和活性大幅度提高,大大降低了植酸酶的生产成本,从而使之得到了广泛的应用。

Sandberg 等(1996)研究食物中的植酸酶在消化道内降解植酸盐的作用,当在特定食谱中加入失去植酸酶活性的麦麸,平均有 95% 的植酸不被降解,而加入没有经过处理的麦麸时,仅有 40% 的植酸不被降解。还研究了植酸酶对铁利用率的影响,证明植酸酶的降解可提高铁的利用率。植酸对锌的利用率影响很大,锌在小肠前端与植酸形成不溶性螯合物,降低了锌的利用率。对人来说,脱植酸处理的大豆分离蛋白可以使进入红细胞中铁的含量增加 1 倍,锰含量吸收增加 2.3 倍。豆类食品中由于植酸和蛋白质相互作用,会降低豆类食品中蛋白质的利用率。大豆中含植酸 1.0～2.3 g,使用黑曲霉产生的植酸酶处理植酸时,在温度 37℃,处理 1 h 可降解 50%,处理 24 h 可降解 85%。研究发现往面团中添加植酸酶,结果植酸几乎完全被降解。人的小肠中,植酸酶的活性极低,难以利用植酸盐。在面团中加入同位素铁,通过测定人血液红细胞中的铁含量来检测植酸酶对铁吸收的影响,发现在面团中加入黑曲霉植酸酶,铁的吸收率显著提高。在国内,植酸酶主要用作饲料添加剂,已开始试用食品级植酸酶处理粮食,同时也开展了用植酸酶制备医药的研究。

植酸酶应用在猪肉、禽肉和鱼类商品中可以提高其中含磷物质、矿物元素、氨基酸以及能量的利用率。如果没有植酸酶的降解作用,与植酸盐形成复合物的营养物质就无法被消化道所吸收。在面包制作过程中植酸的降解可以使得矿物元素被有效利用。通过面包制作过程来降低植酸盐的含量,其中包括小麦粉或全麦粉中商用植酸酶的添加(Knorr et al. ,1981),将谷粒浸泡、发芽来激活其中天然存在的植酸酶的活力。

3.4.6　遗传育种

通过遗传育种手段培育低植酸品种,降低谷类及油料作物籽粒中的植酸含量,是最理想也是最根本的途径。研究发现,在同一作物中不同品种间的植酸含量差异很大,如 34 个供试小麦品种中,植酸含量高的品种可达 1.64%,而低的只有0.87%,高低相差近 1 倍。同样在 40 个大豆品种中,植酸含量高的达到 2.32%。低的仅为 1.15%,差异超过 1 倍以上,这为选育低植酸含量品种提供了较好的基础材料。瑞典的植物育种学家已开始注意从大量品种资源中筛选低植酸油菜种质资源,并取得一定进展。

3.5　植酸的制备分析和应用

3.5.1　植酸的制备分析

从天然植物中提取植酸的方法,国内外文献报道很多,可概括为两种方法,一种为沉淀法;另一种为吸附法。

1.沉淀法

直接把沉淀剂加入植酸稀溶液中得到植酸盐;分四步完成,即萃取、中和沉淀、酸化和精制浓缩。

(1)萃取　利用谷物中的菲丁溶于酸溶液的性质,把含有菲丁的原料如脱脂米糠、脱脂玉米胚、麦麸,用稀盐酸或稀硫酸溶液浸泡一定时间,把原料中的菲丁萃取得到植酸,浸泡液经过滤得到植酸稀溶液。

(2)中和沉淀　把含有植酸的萃取液,用沉淀剂中和制取植酸盐。可采用的沉淀剂有 95%的乙醇溶液、重金属盐(氢氧化钠、氯化钙、氢氧化钙等)溶液、碱土金属盐(氧化镁、熟石灰)溶液、氨水等。中和的 pH 可控制为 6.5～8.5。

(3)酸化 把植酸盐用酸化剂酸化成植酸。目前一般采用 2％～3％的稀盐酸为酸化剂。

(4)精制浓缩 把酸化后的稀植酸溶液经离子交换树脂脱出离子、活性炭脱色、真空浓缩至成品植酸。

2.吸附法

用阴离子交换树脂吸附萃取液中的植酸,然后用洗脱剂把吸附的植酸洗脱下来得到植酸盐。分四步完成,即吸附、解吸、酸化、精制与浓缩。以玉米为例:将玉米浸渍水通过阴离子交换树脂吸附植酸,然后用一定浓度的氢氧化钠溶液洗脱阴离子交换树脂柱,使植酸解吸成植酸钠,然后用阳离子交换树脂酸化植酸钠生产植酸,稀植酸经离子交换树脂脱出离子,经活性炭脱色,溶液真空浓缩得到成品植酸。

常用植酸含量的分析方法有酸碱滴定法、三价铁沉淀法、硝酸钍-二甲酚橙法、钼蓝法、离子交换-分光光度法、高效液相色谱法、光度检测离子色谱法等。

3.5.2 植酸在食品工业中的应用

在饮料、酒类中加入 0.05％～0.1％植酸、植酸钠可以除去饮料、酒类特别是葡萄酒中的钙铁铜重金属元素,对人体有良好的保护作用,同时还可以起着护色、调酸的作用。以植酸配制的保鲜剂喷在水果蔬菜上,可有效地提高保鲜期;在各种熟肉制品、豆制品、方便食品等中加入适量植酸,可提高产品品质、延长保鲜期;在植物油脂或高含油食品中,适当加入植酸作为抗氧化剂,可以使保质期延长。将植酸加到含单孢丝菌属介质中,可促进庆大霉素和氨基配糖物抗生素的发酵,使产量提高几倍;在乳酸菌的培养基里加入植酸,可促进乳酸菌的生长。植酸具有快速止渴的功能,高温作业、激烈运动、发烧或中暑时,饮以植酸、葡萄糖及各种人体所需矿物质配制的运动型功能饮料,能迅速止渴,恢复活神经机能,补充体力。

4 植物凝集素

　　凝集素是一种在体外凝集所有血型红细胞的蛋白质或糖蛋白的重要生物活性蛋白质。植物、动物、细菌和病毒等几乎所有的生物中都有。凝集红细胞的能力取决于它们在细胞表面对特定碳水化合物的高亲和力。

　　1888 年，Stillmark 在蓖麻子中发现了一种蛋白酶细胞凝集因子，是人类最早发现的凝集素。人们至今已分离了几百种凝集素，在生化、物理化学及分子生物学水平上对它们做了较为详尽的研究，还克隆了许多凝集素基因，并且通过 X 射线衍射研究了十几种凝集素的三维结构。

　　根据最早的定义，凝集素是指非免疫来源的碳水化合物结合蛋白，可凝集细胞或沉淀糖聚合物。随着越来越多相关蛋白的发现以及对蛋白质结构和功能的深入研究，凝集素的定义也得到了不断的扩充和修正。Peumans 等在 1995 年提出了植物凝集素的新定义，即含有一个或多个可与单糖或寡聚糖特异可逆结合的非催化结构域的植物蛋白（Peumans and Van Damme，1995）。由于有很多种具有不同凝集活性和符合糖沉淀性的蛋白质都符合此定义，因此一般认为凝集素是一群高度异质性的蛋白质，它们的分子结构、糖结合特异性和生物活性各不相同。植物凝集素一般为二聚体和四聚体结构，其分子由一个或多个亚基组成，每个亚基有一个与糖分子特异结合的专一位点，该位点可与红细胞、淋巴细胞或小肠上皮细胞的特定糖基结合。

　　植物凝集素作为一种具有生物活性的独特的组蛋白和糖蛋白，存在于多种食物中，如小麦、玉米、番茄、花生、芸豆、香蕉、豌豆、扁豆、大豆、蘑菇、大米和土豆。它主要是在种子形成过程中合成并积累的，因此多存在于豆科植物种子中，且含量较高。但是，不同种或品种的豆类种子，其凝集素含量有很大差异，如大豆的凝集素按 100% 计，则豌豆为 10%，蚕豆为 2%。因此，清楚人类膳食参考摄入量是意义重大的。许多凝集素抵抗消化，存在于肠道中，并结合到胃肠道细胞或进入血液循环，具有完整的生物活性。人类案例研究中发现了在体外、体内几种凝集素具有抗癌特性，它们被用作治疗癌症细胞，优先结合到癌细胞或受体上，引起细胞毒性、细胞凋亡和抑制肿瘤的生长。这些化合物可以成为内化细胞,导致癌细胞凝集或聚合。凝集素的摄入也能隔绝身体少量的多胺,从而阻止癌细胞的生长。它们也通过影响多种白细胞介素的产生或通过激活蛋白激酶影响免疫系统。凝集素可以结合到核糖体上,抑制蛋白质合成。尽管凝集素作为抗癌剂似乎有很大的潜力,但仍需要通过基因组和蛋白质组学的方法做进一步的研究。

4.1　植物凝集素的分类和结构

4.1.1　植物凝集素的分类

凝集素可以从不同的角度进行分类。

从对糖的专一性进行分类,可以分为七组:岩藻糖组、半乳糖/N-乙酰半乳糖胺组、N-乙酰葡萄糖胺组、甘露糖组、唾液酸组、复合糖组(Goldstein et al.,1997)。

从总体结构上来分,凝集素可分为部分凝集素(merolectin)、全凝集素(hololectin)、嵌合凝集素(chimerolectin)和超凝集素(superlectin)4类(Van Damme et al.,1998)。部分凝集素只含一个糖结合结构域,不能沉积复合糖和凝集细胞。全凝集素只由糖结合结构域组成,但包含至少两个完全相同或非常相似的糖结合结构域,它们可以凝集细胞和沉淀复合糖。绝大多数具凝集功能的植物凝集素属此类。嵌合凝集素是一类融合蛋白,由一个或多个糖结合结构域及一个具酶活性或其他生物活性的结构域共同组成。根据其糖结合结构域的数目,嵌合凝集素的性质可能类似于部分凝集素或全凝集素。超凝集素与全凝集素类似,至少含两个以上的糖结合结构域;而与全凝集素不同的是,超凝集素的糖结合结构域不完全相同或相似,它们识别结构不同的糖类。

植物凝集素按结构相关性可以分为 7 个家族(Van Damme et al.,2008):

1. 豆科凝集素

所有豆科凝集素均由 2 个或 4 个分子质量约 30 ku 的亚基组成,绝大多数亚基是由 250 个氨基酸残基构成的单链蛋白质,有些凝集素的亚基由两个小的肽链组成,根据亚基有没有剪切又可将豆科植物凝集素分为单链和双链豆科凝集素。豆科植物凝集素大多数为金属结合的糖蛋白,每个亚基有一个 Mn^{2+} 和一个 Ca^{2+},它们对于凝集素的糖结合活性是重要的。金属离子的去除导致分子构象的改变,糖结合活性丧失(董朝蓬等,2003)。

2. 单子叶甘露糖凝集素

本家族大多数凝集素都能被甘露糖抑制,但所需甘露糖的浓度相当高,多糖的抑制活力也更高。单子叶植物凝集素通过它们的严格专一性而相互区别。

3.含橡胶素(hevein)结构域的几丁质结合凝集素

此家族的凝集素至少含有一个 hevein 结构。hevein 是从巴西橡胶树(*Hevea brasilensis*)乳管细胞特化的液泡-黄色体(lutoid)中发现的小分子酸性凝集素，hevein 结构域是与 hevein 相似约含 40 个氨基酸残基的结构单元。没有 hevein 结构域的几丁质结合凝集素属于其他家族，如豆科凝集素和葫芦科韧皮部凝集素。这一家族凝集素在高等植物中分布广泛，某些凝集素对动物 N-和 O-联结的糖原有高亲和力。

4.Ⅱ型核糖体失活蛋白(RIP)及其相关凝集素

在 20 多种植物中发现有Ⅱ型 RIP，所有Ⅱ型 RIP 都是由 A 和 B 链通过二硫键相连而成，一般有 1 个、2 个或 4 个(Van et al.,2000)。它们是典型的嵌合凝集素，A 链具有多聚核苷酸:腺苷酶的活力;B 链有凝集活力。绝大多数Ⅱ型 RIP 能识别 Gal(半乳糖)、GalNAc(N-乙酰半乳糖胺)和 Gal 与 GalNAc 组成的二糖，二糖和多糖可能具有更高的亲和能力，本家族凝集素同时有 2 个或 3 个具有微弱亲和力的糖结合位点，专一性研究得还不够充分。

5.葫芦科韧皮部凝集素

此类凝集素位于葫芦科韧皮部。它们都是分子质量约 25 ku 的亚基组成的非糖基化双体蛋白，识别 GlcNAc(N-乙酰葡萄糖胺)多糖。随着 GlcNAc 多糖链的增加，它们的抑制活力增加，表明这一家族凝集素具有扩展结合位点，同时能识别 N-糖原中的双-N-乙酰壳二糖基片段。

6.Jacalin 相关凝集家族

Jacalin 是从桑科桂木属凤梨(*Arcarpus integri-folia*)种子提取的对半乳糖专一的凝集素，这一家族又分为半乳糖专一和甘露糖专一两个亚族。对半乳糖专一的 Jacalin 相关凝集素主要存在于桑科几个属种的种子中。

7.苋科植物凝集素家族

是一小家族，目前发现的不超过 10 种。由于最初在苋科苋属(*amaranthus*)植物种子中发现，因此被命名为 amaranthin。糖专一性实验表明 amaranthin 可被 GalNAc 抑制，但与 T-抗原 Gal-β(1,3)-GalNAc 有更高的亲和力。

4.1.2 凝集素的结构

凝集素结构包括蛋白质与糖识别域部分。

蛋白质的空间结构:在基因重组技术出现前，凝集素一级结构的研究进展相当缓慢。Con A(伴刀豆球蛋白)的一级结构级序列也已经确定。麦胚凝集素以及其配体的结构,及该凝集素的完整氨基酸序列也被准确得到。更多的外源凝集素的一级和三维结构得到确定,外源凝集素-碳水化合物的许多结构也得到解决。在豆科植物凝集素中发现了一种共同的三级结构,并且被称为凝集素折叠,包括从反平行 β-链衍生的,排列成两个 β-折叠的结构。这种折叠也在半乳糖凝集素、豆科植物凝集素以及一些其他的动物凝集素中被发现。据研究,外源凝集素识别糖的不同方式,类似于蛋白质识别它们的配体。

凝集素的糖识别域:基于动物凝集素的氨基酸序列进行分析后发现大部分的糖结合活性存在于一个较小的多肽片段,可称之为碳水化合物识别结构域(CRD)的区域。大多数跨膜凝集素是大的非对称的跨膜糖蛋白,它的 CRD 被联结到一个结构和功能上数目可变的不同多肽结构域。与此相反,半乳糖凝集素通常是小的可溶的非糖基化蛋白质,不像跨膜凝集素需要 Ca^{2+} 激活它们的活性。凝集素识别糖配体时,需要糖配体存在于特定的糖蛋白中,如细胞表面黏蛋白。

4.2　凝集素的生理特性

凝集素具有糖结合特异性,它能够特异性结合甘露糖、葡聚糖、半乳糖等,在真菌细胞壁的合成中需要这些低聚糖的参与,凝集素的这一特性使得其具有抑制部分真菌正常细胞代谢的作用从而起到对植物病原真菌抗性的作用。当植物凝集素被昆虫进食后,它会对昆虫的消化道上皮细胞表面的糖基化合物,或者糖基化的消化酶等结合,从而影响昆虫对营养的吸收。不仅是昆虫,外源凝集素也可以对动物的消化吸收产生不良影响,产生不良的胃肠道反应,因此,植物外源凝集素又是一种抗营养因子。在人们分离出的外源凝集素中,大多数对人具有一定的毒性,只有少部分如豌豆和雪莲花中提取的凝集素对人体的毒性较弱,可以用来对病虫进行防治。

细胞膜上具有一些特定的糖基,这些糖基在细胞识别、细胞分化上具有特定的功能,它们在细胞成熟或者细胞癌变的过程中会发生某些改变,这些改变可以通过凝集素对特定糖基的识别和聚合作用来识别。在多数情况下,凝集素对糖基的特异性识别作用,以及其分子性质和机能都是通过实验获得的。因此,凝集素可以作为一种探针来研究细胞膜上特定的糖基。另外,凝集素具有多价结合能力,能与荧光素、生物素、酶、胶体金和铁蛋白等示踪物结合,从而在光镜或电镜水平显示其结合部位。

凝集素可以作为细胞特殊类型的标记。研究发现,花生凝集素可以标记视锥细胞,但是对视杆细胞却没有标记作用;花生凝集素可以对乳腺上皮细胞进行凝集,却不能凝集素肌上皮细胞和间质细胞。凝集素还可以用来检测细胞癌变。如上文所述,细胞在生长分化过程中伴随着细胞膜表面糖基的改变,细胞在癌变的过程中,细胞膜发生改变,相应地其表面的糖基含量及种类也发生了变化,这些变化凝集素根据其自身的糖基特异性吸附可以检测出来。

4.2.1 特异结合糖类的性质

植物凝集素之所以引起人们的广泛兴趣与它们的特异结合糖类的性质有关。植物凝集素是一类对糖基具高度特异性结合活性的蛋白,这是区别于所有其他植物蛋白的标志。特异性识别有这样几个特点:

(1)凝集素可以特异结合的糖类的范围非常大,虽然一种凝集素类型不能识别所有不同的糖类,但是目前所知的所有表面糖类几乎都可以为某种凝集素所识别。

(2)不同结构的凝集素可能识别相同的糖类。植物凝集素的糖结合特异性主要由结合位点的三维结构决定,不同凝集素家族成员的结合位点的总结构可能相同,因此它们可以识别同一种糖,如甘露糖可同时为豆科凝集素、单子叶植物甘露糖结合凝集素、木菠萝素家族中的某些成员所识别。

(3)大多数凝集素对寡糖具有更高的亲和力。与寡糖相比,尤其是更为复杂的寡糖相比,单糖或双糖需更高的浓度才能对凝集素抑制。这是因为凝集素的糖结合位点与寡糖或复杂寡糖更为互补的缘故。

(4)大多数凝集素的特异性通常不是针对植物细胞内的糖分子,而常常是微生物或害虫的内表面或外表面的聚糖。而且除了几丁质酶、葡聚糖酶和糖苷酶等几种酶外,凝集素是目前发现的唯一的一类可以识别并结合微生物外表面或植物害虫肠胃表面的糖复合物的植物蛋白。虽然凝集素可以结合像葡萄糖、甘露糖或半乳糖这样的单糖,但它们通常对在植物中不常见甚至不存在的寡糖有更高的亲和力和特异性。例如,所有的壳多糖结合凝集素都识别一种存在于真菌细胞壁和无脊椎动物中的糖类,该糖在植物中不存在。

植物凝集素另一大特性是它罕见的稳定性,大多参与植物抗性机制的蛋白都很稳定。大多数病原相关蛋白,如几丁质酶、葡聚糖酶、蛋白酶抑制剂、抗真菌蛋白等都可以在通常使细胞内蛋白失活的条件下和很大的 pH 范围内保持活性和稳定,对很多蛋白酶不敏感且耐高温。植物凝集素与之类似,它们中的大多数不会被动物或昆虫胃肠的蛋白酶降解,在很大的 pH 范围内稳定,比其他蛋白如胞内酶更具热稳定性;还有一些凝集素甚至是完全稳定的蛋白,例如,从刺荨麻根茎中分离出的凝集素在 5% 三氯乙酸和 0.1 mol/L NaOH 中保持稳定,沸煮也不会失活,所有通常使用的蛋白酶对它都不起作用。这种极端的稳定性可能与其多肽链(89 个氨基酸残基)上的 16 个半胱氨酸形成了 8 个二硫键有关。然而这也不足以解释这种高度稳定性,例如石蒜科的甘露糖结合凝集素,其每个多肽链只有一个二硫键,却仍可在 80℃保持稳定,对蛋白酶不敏感,并且在 pH 2～13 稳定。

4.2.2 血清型特异性

随着蛋白质分离纯化技术的发展,人们发现刀豆凝集素(Con A)能够凝红细胞和酵母菌,并能在溶液中析出糖原。随后发现,Con A 能够被蔗糖抑制活性,这是第一次发现凝集素的糖结合特异性。经过将近 10 年的研究,发现不同的动物红细胞对不同植物种子提取液的凝集活性是不同的。

研究发现,利马豆、菜豆、丛生野豌豆、蚕豆的天然提取物能使 A 型血凝集却不能使 B 型或者 O 型血细胞凝集,而芦笋头、莲花的提取物却只能使 O 型血细胞凝集。从那时起,更多专一性血液 A 型和 O(B)型的凝集素陆续被发现。

4.3 凝集素的抗营养机理

凝集素是植物在长期进化过程中形成的抵御病虫害和动物消化的成分之一,因此对动物具有一定的抗营养作用。

4.3.1 植物凝集素对消化道的影响

1.对小肠的影响

凝集素会使人产生恶心、腹胀、呕吐和腹泻等急性毒性特征。在实验中,喂动物含有植物凝集素的食物,动物会出现明显症状:食欲不振、体重下降并最终死亡。从营养角度来看,重要的是要找到方法来识别凝集素是否是无毒的,实验者试图使用少量的样品预测凝集素的口服毒性,大多数非肠道有毒凝集素也有经口性毒性,少数没有经口性毒性。相反,一些非肠道无毒凝集素经口服接种时有剧毒。可靠的预测凝集素的口服毒性的方法是给目标动物喂饲包含纯凝集素的饮食。

大部分凝集素经过消化道时不被降解,而是与上皮细胞的受体结合,其结合能力与凝集素的糖结合特异性及上皮细胞表面的糖基化模式有关。这一事实无疑是第二个决定口服凝集素毒性的重要依据。事实上,凝集素通常不结合到黏膜上(Pusztai and Bardocz,1996)。一旦结合到消化道上,凝集素可以引起胃肠道细胞形态和代谢的变化,影响部分吸收、保护、分泌功能和细胞的增殖、生长,激活的信号级联反应,改变了中间代谢。任何器官的表面若有适当的糖类表达,凝集素都能与它们结合。植物凝集素对肠道消化吸收功能的影响与它们能抵抗消化酶作用并和肠腔上皮细胞结合有关。一方面，凝集素本身的糖蛋白结构不易被酶作用而降解；另一方面，凝集素可以和胃肠道细胞广泛结合，减少了酶作用的机会。

凝集素经体外蛋白水解酶处理后残余很少，ConBr（巴西刀豆凝集素）及所有葡萄糖-甘露糖特异性凝集素的体外消化程度远远高于体内。因此，凝集素可能在肠道中抵抗蛋白水解降解，也可能是结合到腔内肠道上皮或组件上的结果。由于在体内抵抗蛋白水解降解，大量的某些饮食凝集素将以高活性形式存在于整个肠道内。凝集素的危害依赖于凝集素抗蛋白水解降解的程度。

许多凝集素直接或间接造成小肠的形态和生理改变。这样的改变导致特有的刷状缘膜的脱落增加，加速细胞的死亡，使肠上皮细胞微绒毛稀疏和不规则（Bardocz et al.，1995）。凝集素与小肠绒毛结合后会使刷状缘的结构发生变化，导致小肠功能紊乱，影响营养物质的消化和吸收，这样的一个结果是细胞增生和增加内源性分泌物。

某些植物凝集素能显著影响小肠的结构和功能。饲喂菜豆凝集素可引起空肠绒毛缩短、绒毛中部和上部微绒毛的结构紊乱和发育异常、绒毛细胞周转率加快、细胞老化和损失增加。空肠与菜豆凝集素作用 1 h 后就引起明显的结构变化。翼豆凝集素、刀豆凝集素和麦胚凝集素也可引起空肠黏膜结构的变化，但没有菜豆凝集素明显。Pusztai 等（1990）研究表明，菜豆凝集素与小肠上皮细胞的结合程度最高，在小肠内的存活率也较高。大豆凝集素与小肠上皮有中等程度的结合，其小肠存活率在 $50\% \sim 60\%$，而豌豆凝集素、蚕豆凝集素的小肠低存活率与其较低的小肠上皮结合程度一致。雪花碱凝集素虽然与小肠上皮几乎没有结合，但存活率很高，表明其特殊结构也可有效抵抗消化酶的降解。凝集素的毒性在于它与小肠细胞上的特异性受体或位点结合而引起对吸收和养分利用的非特异性干涉。有文献报道，菜豆凝集素（PHA）可与小鼠的胃黏膜结合而抑制胃酸的分泌（Korda's et al.，2000）。给猪饲喂 PHA，发现猪胃的重量减轻，黏膜变薄（Radberg et al.，2001）。由于肠表面糖基化过程在高等动物中表现出很多相似性，可以推测在实验动物身上表现出的凝集素的不利效果与人类有可比之处。显然，这些不利影响取决于凝集素与肠道结合的部位（Baintner et al.，2000）。

2. 对肠道菌群的作用

植物凝集素能够刺激小肠内细菌的大量增殖（Pusztai et al.，1993）。当菜豆凝集素（PHA）采食量在 225 mg/（kg·d）体重时，大肠杆菌数为 $10^2 \sim 10^3$/g 肠组织，与对照组接近；当 PHA 采食量在 760 mg/（kg·d）体重时，大肠杆菌数激增到 $10^8 \sim 10^9$/g 肠组织。并且 PHA 采食量在 $220 \sim 760$ mg/（kg·d）体重时，大肠杆菌数与 PHA 成剂量依赖关系。这样动物肠道菌群平衡便遭到破坏，当凝集素含量足以导致大肠杆菌等细菌的过度生长并引起小肠损害和营养吸收不良时,甚至会产生毒性作用。研究发现,饲喂菜豆凝集素可诱导小肠内部正常菌群的改变,引起腹泻、吸收障碍、生长抑制甚至死亡。Schulze 等研究表明,日粮中添加纯化的大豆凝集素增加了仔猪回肠食糜中挥发性脂肪酸含量,表明肠道微生物活动增强。

3. 对肠道黏膜免疫系统的影响

连续饲喂凝集素导致大鼠免疫反应增强,表明肠道黏膜免疫系统被抑制,不能形成足够的分泌型 IgA 来阻止凝集素的吸收。研究发现凝集素能引起肠内肥大细胞去颗粒作用,血管渗透性增加,从而使血清蛋白渗入肠腔。还能和血细胞结合,导致特异性抗 Lectin 免疫球蛋白 G(IgG)的产生。

植物凝集素与小肠上皮细胞的广泛结合,可以对上皮细胞表面的糖基化结构产生修饰作用。这可能是由于凝集素加快腺窝细胞周转率（CCPR）,缩短了新生细胞向绒毛顶端的迁移时间。因此,含多聚甘露糖基团为特征的不成熟腺窝细胞在绒毛中所占比例增加,使胞膜和细胞质内糖复合物呈现大量多聚甘露糖基团为特征的变化,这与成熟细胞表面的复杂型糖基化结构不同。此外,肠黏膜杯状细胞在凝集素刺激下分泌黏液,也可以诱导黏膜表面受体糖基化结构的改变。

4.3.2 植物凝集素对动物代谢的影响

Pusztai 等(1991)的研究表明,当给动物饲喂含有较多凝集素的菜豆时,尿氮的排出量增加,其原因可能是凝集素阻止体蛋白的合成或增加体蛋白的分解造成的。凝集素对体脂量的影响比率大于其对体重和总骨骼肌量的影响比率,认为凝集素首要影响动物的体脂代谢(Grant et al.,1987)。凝集素还能影响脂肪代谢,给小鼠饲喂纯凝集素使体脂肪损失增加,体内糖原减少。植物凝集素在与糖分子特异结合的位点对红细胞、淋巴细胞或小肠壁表面绒毛上的特定糖基加以识别而结合,使得绒毛产生病变和异常发育,进而干扰消化吸收过程。小肠壁表面受植物凝集素损伤后,会发生糖、氨基酸、维生素 B_{12} 的吸收不良以及干扰离子运转,并且肠黏膜的损伤会使黏膜上皮的通透性增加,从而使植物凝集素和其他一些肽类以及肠道内有害微生物产生的毒素吸收入体内,对器官和机体免疫系统产生不利影响。多数植物凝集素对肠道内的蛋白水解酶有抗性,因此能在整个肠道内与上皮表面的受体结合,而上皮细胞表面的多糖使得结合面积大大增加,但凝集素的亲和力还受糖类型的影响。此外,不同类型的凝集素在肠道内的不同部位结合能力也不同。大豆和菜豆中的凝集素多与小肠前段上皮细胞的多糖受体结合,而豌豆中的凝集素则主要与小肠后段的上皮结合。凝集素与小肠绒毛结合后会使刷状缘的结构发生变化,导致小肠功能紊乱,影响营养物质的消化和吸收。

一般喂养豆类的动物胰腺发育肥大,这种现象以前认为完全与饮食蛋白酶抑制剂相关。研究表明,纯化的 PHA 是大鼠胰腺肥大的剂量响应方式。肝脏肿大是饮食凝集素影响另一个系统造成的。肝脏重量的增加可能是由于一个器官对一般代谢的干扰产生的反应,这种反应在动物喂食了凝集素后产生。事实上,一些凝集素诱导体内脂肪分解代谢和糖原的损失,导致身体储备的消耗。如饮食 PHA,诱发身体脂肪利用率的增加。尽管喂养凝集素的动物肝脏的形态和代谢变化的意义还有待阐明,但这种对关键器官的不良影响肯定会加强膳食植物凝集素的整体毒性。给老鼠喂食包含 ML-1 的食物也发现肺肥大现象(Pusztai et al.,1998)。花生凝集素对动脉平滑肌细胞上的糖蛋白有亲和性,刺激了肺动脉平滑肌细胞的增长。

4.3.3 对免疫系统影响

Greer 等(1985)通过研究证明,凝集素还会影响动物免疫系统,大豆凝集素可触发肥大细胞脱粒和暂时性过敏反应,造成血管通透性和血清蛋白流失增加,降低体液中血清蛋白数量,降低免疫力。Pusztai 等(1989)发现毒性凝集素通过影响肠上皮刷状缘而被转运到循环系统,这些凝集素与血细胞结合能诱发 IgG 类抗体。医学上对大豆凝集素研究应用较深入,表明大豆凝集素可诱导嗜碱性细胞分泌 IL-13 和 IL-4,对于风湿性关节炎大豆凝集素也有调整外周免疫系统作用。连续饲喂菜豆凝集素能导致大鼠免疫反应增强,这说明肠道黏膜免疫系统被抑制,不能形成足够分泌型 IgA 以阻止凝集素吸收。

植物凝集素在与糖分子特异结合位点对红细胞、淋巴细胞或小肠壁表面绒毛上特定糖基加以识别而结合,使绒毛产生病变和异常发育,进而干扰消化吸收过程。小肠壁表面受植物凝集素损伤后,会导致糖、氨基酸、维生素吸收不良及干扰离子运转,且肠黏膜损伤会使黏膜上皮通透性增加,从而使植物凝集素和其他一些肽类及肠道内有害微生物产生毒素吸收体内,对器官和机体免疫系统产生不同程度损伤。

4.4 凝集素的功能特性

4.4.1 凝集素的凝集特性

自 1919 年首次结晶了刀豆凝集素(ConA)后,人们开始研究聚焦凝集素的凝血特性,并发现 ConA 能够凝集红细胞和酵母细胞。最初推测的原因是因为凝集素蛋白能够和红细胞表面的糖类反应,从而发生凝集素反应。后来的研究发现,凝集素不仅能凝集红细胞,对淋巴细胞、某些细菌以及真菌同样有沉降效果。凝集素凝集红细胞是有选择性的,不是所有的红细胞都能被凝集,而且不同的凝集素凝集的红细胞也不一样,凝集素对动物血细胞的凝集反应类似于抗体反应。例如利马豆和野豌豆的簇绒的提取物,只能凝集人 A 型红细胞,而不能凝集 B 型或者 O 型的。不是所有的凝集素都能凝集人血细胞,豆科凝集素中也只有 1/10 的凝集素表现出血型凝集的特异性。凝集素这种特异性的凝集人血类型,对早期 ABO 血型的研究起了很大的作用。人们最早发现来自小麦胚芽的凝集素能够凝集恶性肿瘤细胞。ConA 和黄豆凝集素表现出同样的凝集能力。有研究指出,癌症的发生导致了其细胞表面的糖类发生变化,变化后的糖类可与凝集素结合,但这种观点仍没有得到普遍的认可。

4.4.2 凝集素诱导肿瘤细胞产生凋亡或自噬

在过去的 20 年里,因凝集素可以作为细胞糖基化转移程度的一个指示标记,一直被用来判定肿瘤的恶化程度,用以区分是良性肿瘤或者是恶性肿瘤。凝集素,如槲寄生外源凝集素已经被用于癌症的治疗。在一些报道中,如在化学治疗和放射性治疗的同时,用植物凝集素作为一个辅助治疗剂,可以减少副作用。所以,越来越多的人把注意力投向了凝集素的研究,研究结果表明凝集素对各类肿瘤细胞都有良好的抗肿瘤活性。其中一种机制是凝集素诱导了癌细胞的程序性死亡,包括凋亡或者自噬等。凋亡的典型特点是染色质固缩或边集、DNA 片段化、细胞膜有小泡形成等。几种典型的凝集素如韩国槲寄生凝集素、蓖麻凝集素、核糖体失活蛋白都能诱导癌细胞的凋亡,从而有比较显著的抗肿瘤活性。凝集素所诱导的凋亡的机制有:一是凝集素与细胞膜上的受体结合后,可激活 caspase 途径,如蒙大拿铁线莲凝集素可激活 caspase 途径,从而诱导 HepG2 和 HeLa 等肿瘤细胞发生凋亡;二是通过内吞作用激活线粒体途径从而诱发凋亡,如伴刀豆凝集素可促进小鼠巨噬细胞(PU5-1.8)中的线粒体的聚集和细胞色素 C 的释放从而诱导凋亡(Suen Y K,et al.,2000)。作为一种适应环境的策略,当细胞遭受不利的生存条件时,如营养缺失、温度过高、受损或者多余的细胞器的积累等,自噬作用就可能发生,用以回收养分以及清除一些有害物质,从而增加己方的存活时间。自噬不仅仅是一种对营养缺乏或其他抑制生长的条件的生存应答,更是解释肿瘤细胞自杀的一种重要机制。LC3-II/LC3-I 比值和自噬死亡细胞的超微结构的变化以及 Beclin1 蛋白的增加程度都可以用来说明自噬作用的发生。ConA 和黄精凝集素就被发现可诱导肿瘤细胞产生自噬作用(Liu B,et al.,2009)。一些研究报告也指出细胞的凋亡和自噬是有联系的,可以被相同的触发条件触发。综上所述,凝集素抑制癌细胞的机理有三种:一是直接作用于癌症细胞的核糖体使其失活;二是依赖内吞作用有选择地让癌症细胞内的某些细胞器如线粒体聚集从而使癌细胞失活;三是与癌症细胞细胞膜表面的糖受体结合,继而阻断了一些必要的信号传导通路。

Nowell 发现红芸豆凝集素促进有丝分裂的作用,也就是说,它具有刺激淋巴细胞进行有丝分裂的能力(Nowell,1960)。这个发现颠覆了当时流行的淋巴细胞是不能继续分裂或者分化的细胞的观点。一个有意义的特殊发现是 ConA 作为细胞分裂源,通过和红芸豆凝集素对比发现,它能够被低浓度单糖如甘露糖抑制。这个发现证明凝集素与糖在淋巴细胞表面的结合促进了有丝分裂,并且是细胞表面糖的生物学作用的早期证明。由于凝集素具有的促有丝分裂的作用,凝集素很快成为研究向细胞内传送信号的工具。麦胚凝集素(WGA)具有优先凝集恶性细胞的能力,随后的研究表明 ConA 以及大豆凝集素(SBA)也能够优先凝集恶性肿瘤细胞。这些研究提供了细胞表面糖的变化与癌细胞的发生之间关系的早期证据,并提出假设,恶性细胞具有与凝集素高敏感性结合的性质。

4.4.3　凝集素的抗病毒特性

凝集素可特异性结合病毒膜上的蛋白配体或糖脂,继而阻碍了该病毒与动物细胞表面的受体结合或者信息交流,阻碍了病毒的后续侵染,从而展现出一定的抗病毒能力。这使得许多凝集素也用于抗病毒研究。如紫藤花凝集素、黄水仙凝集素都可以抑制单纯性疱疹的感染。另外,黄水仙凝集素也可以抑制 HIV 的侵染(Balzarini et al.,2004)。ConA 也被报道能够抑制风疹病毒和毕德毕斯病毒的侵染。小麦胚芽凝集素也被发现能够增加鸡血细胞对狂犬病毒的抵抗能力。

植物凝集素在植物体内具有相当重要的作用。如凝集素可以作为种子萌发植物细胞的促有丝分裂因子,对胚胎的分离和分化起到促进作用;同时有些凝集素在植物萌发的过程中能够防止种子受到真菌等的感染;凝集素还可以抑制害虫的发育,起到抗虫的作用(Peumans et al.,1995)等。植物凝集素在植物的生长发育过程中起到调节植物生理变化的作用。植物凝集素可识别外源糖蛋白等物质的结构域,从而防止该入侵者对植物可能产生的影响,参与植物的防御反应。

4.4.4　凝集素的其他特性

有报道指出,蓖麻凝集素和菜豆凝集素在植物体内都能起到类似杀虫剂的作用,从而有效地避免被动物蚕食。蓖麻凝集素的毒性作用机制类似于细菌的 AB毒素:凝集素的结构域一接触到细胞膜表面即可穿透细胞膜而进入细胞内,沿着内吞路线逆行至核糖体,与特定的暴露的未成对腺嘌呤发生反应,导致核糖体不能正常合成蛋白,从而起到抗病虫害的作用。这一类的凝集素被统称为Ⅱ型核糖体失活蛋白。而菜豆凝集素是因为可以和哺乳动物的消化道发生反应从而起到抗虫害的作用。但这种抗虫性不一定是广谱的,菜豆凝集素菜对豇豆象鼻虫就没有毒性。近来研究发现,半夏凝集素、麦胚凝集素、雪花莲凝集素等都对同翅目以及鳞翅目等昆虫有良好的毒杀效果。凝集素抗真菌的原理是其与真菌细胞壁上某些化学成分的结合,影响了真菌的正常生长。真菌细胞壁一般含几丁质,内有成分为 N-乙酰葡糖胺聚合物。因此 N-乙酰葡糖胺凝集素都可以表现出抗真菌性质。必须指出的是,体外的抗真菌实验需避免几丁质酶的干扰。从埃及的豌豆种子中提取的凝集素能够抑制曲霉属真菌、尖孢镰刀菌、绿色木霉等。研究者发现四季豆凝集素刺激淋巴细胞进行有丝分裂;其他凝集素,如伴刀豆凝集素 A 也被发现有同样的促有丝分裂作用。有人认为这种有丝分裂是凝集素和淋巴球表面的糖类发生反应后所引起的。这也是最早证实细胞膜表面上的糖类在生物学上是有作用的实验。致有丝分裂的凝集素也被用来作为研究细胞表面信号传输的工具。在人工培养的正常人淋巴细胞中,凝集素刺激可以产生白细胞介素-2,说明了凝集素在淋巴细胞学方面的研究是非常有价值的。

　　凝集素也在植物的生长发育过程中起着重要的防护作用。如干种子萌发时,液泡内凝集素就溶于种子膨胀吸入的水中,用于抵抗一些潜在的病原菌。或者是当植物的某些部分被食草动物吃掉后,凝集素就可释放出来,可在该食草动物肠道里起作用(主要是糖结合后引发的毒性效应),从而抑制其他营养摄入。抑或是在某些真菌菌丝入侵到植物组织中时,液泡内的凝集素同样起着抑制真菌生长的作用。植物凝集素也可以作为一个存储蛋白,为植物的生长提供营养。

4.5　凝集素的提取与检测

4.5.1　凝集素的提取方法

　　凝集素的分离提纯,最初是采用蛋白质的传统提取方法。盐析、离子交换、柱层析等是常用的方法。经典的提取工艺是首先采用 pH 缓冲溶液进行凝集素的浸提,采用硫酸铵对浸提液进行蛋白质盐析,同时测定不同盐析梯度下的凝集素活性,进行第一步凝集素分离;然后采用离子交换、柱层析等方法对粗分离的凝集素进一步进行纯化。这样的提纯工艺费时,凝集素的量和活性损失大。

　　植物凝集素的提取目前多凭借其与糖专一和可逆结合的特性,利用固定化的糖衍生物作为固定相亲和吸附纯化这类蛋白质,常用的亲和吸附剂主要有三种:①天然或修饰的多糖;②结合有载体的糖蛋白或糖肽;③结合载体的单糖或双糖。张惟杰等采用不同的层析介质对大豆凝集素进行了纯化,是目前最常采用的制备纯化大豆凝集素方法。硫酸铵盐析法并进行透析除盐,可以有效地除去大部分凝集素天然的结合物,使得凝集素可以更好地被亲和层析填料选择性吸附,从而取得更好的分离效果。在 2006 年开发了外源凝集素与纤维素系亲和膜的纯化方法。对膜基体进行化学修饰,加上不同的亲和配体,用此膜分离得到能特异性结合半乳糖的凝集素。

4.5.2 凝集素的检测方法

凝集素的检测方法有很多种,最常用的是凝血反应法。其他常用的测定凝集素活性的方法为免疫测定法、火箭免疫电泳、放射性免疫测定(RIA)、酶联免疫吸附测定等。近年来,为了达到测定凝集素凝血及免疫活性,同时也能显示凝集素对机体组织如红细胞、消化道等的潜在毒性作用,建立了能够对凝集素毒性及生物学功能进行测定的方法。

1.红细胞凝集反应

红细胞凝集反应是目前最常用的快速检测方法。通过凝集素对红细胞的凝集作用,测定凝集素的含量及活性。一般,红细胞凝集反应灵敏度不高,测定方法是将凝集素的溶液做梯度稀释,如 96 孔凝血板倍比稀释,然后加入一定量的新鲜血红细胞,或者是经过戊二醛固定的血红细胞,混合均匀,静止一定时间后观察能够使 50% 的血红细胞凝集的最低凝集素浓度。但是红细胞凝集反应法测定绿豆凝集素具有其局限性,它能够反映出凝集素溶液的凝集活性,但是对全部凝集素的活性进行精确灵敏的评价时,此法检测不到凝血反应,并不能说明没有凝集素的存在。不是所有的凝集素都能使特定的红细胞产生凝集反应。

2.双抗体夹心 ELISA

Miller 等提出了检测大豆凝集素的单克隆抗体双抗体夹心 ELISA。预先将凝集素单克隆抗体包被于检测微孔中,向微孔中依次按顺序加入样品、标准品,然后进行孵育,彻底洗涤。用底物 TMB 显色,TMB 在过氧化物酶的催化下转化成蓝色,并在酸的作用下转化成最终的黄色。显示颜色的深浅可以用酶标仪或者紫外可见分光光度计在一定波长下测定吸光度,吸光度的大小间接反映了样品的浓度,可以通过标准曲线进行计算。

4.6 凝集素的应用

1.在生物学研究方面的应用

植物凝集素因能专一地识别某一特定单糖或多糖中的特定糖基序列,不仅用于分离纯化,也用于糖链的结构分析。它们可识别糖链的不同类型、不同核心结构,探测糖链分布,选用多种凝集素反复核对糖链的结构可获得较为准确的结论。利用凝集素亲和层析,亲和电泳等方法测定凝集素和糖链结合的强弱。在免疫学上植物凝集素还是不可缺少的促淋巴细胞有丝分裂剂。在神经学科上,研究神经元表面结构、外周神经元损伤带来的后果及其修复机制、细胞神经递质受体等。

2.在医药方面的应用

某些植物凝集素具有毒性,研究人员将完整的凝集素毒素分子作为弹头,利用化学偶联剂与单克隆抗体制备成免疫毒素(immunotoxin)。免疫毒素可用于骨髓移植,体外清除其中的 T 细胞进行异体移植,清除其中的癌细胞进行自体移植。针对免疫毒素在体内稳定性差、效果低和一定的非特异性的缺点,研究人员利用基因工程研制成功抗体-融合蛋白,又称重组免疫毒素(recombinant immunotoxins)。重组免疫毒素具有高效低毒、较好体内稳定性和穿透肿瘤等特性。在基因水平对小分子抗体和高活性的毒素弹头相偶联,将为肿瘤的导向治疗提供新途径(王海燕等,2003;熊玉宁等,2001;李俊植等,2004)。

3.在农业抗虫方面的应用

植物凝集素具有对鳞翅目、鞘翅目、双翅目特别是对同翅目蚜虫、飞虱、叶蝉等刺吸式口器害虫及一些微生物有防效。在植物中表达凝集素要求相对高的水平才具有较好的抗虫效果,构建强的高效表达载体、采用合适的强启动子、针对害虫取食韧皮部可采用特异性表达启动子,或与其他的杀虫蛋白相结合提高抗性。

糖工程是继 20 世纪 70 年代基因工程,80 年代蛋白质工程之后的第三个前沿领域,植物凝集素在糖生物学研究中作为信息识别分子备受瞩目。随着凝集素数据库的建立,糖链结构分析、糖链合成方法学、X-ray 单晶衍射的发展,将有更多的凝集素的三维立体结构,糖识别机制得以阐明。凝集素对糖识别机制的研究必将推动分子生物学、细胞生物学、病理学、免疫学、神经生物学、发育生物学等学科的发展。

4.7 植物凝集素的消除

由于凝集素有抗营养作用,在加工相关原料时要对其进行一定的处理,目前的处理方法有以下几种。

1.膨化处理

膨化处理是在专门的膨化机内进行的,其原理是在一定温度下通过螺旋轴转动给予原料一定的压力,使原料从喷嘴喷出,原料因压力瞬间下降而被膨化,抗营养因子会随之失活。植物凝集素对热敏感,杨丽杰等(1999)的研究证明单杆螺旋在 121℃下膨化商品大豆,可失活 70％以上的胰蛋白酶抑制因子和全部凝集素。

2.热处理

植物凝集素对热敏感,在适当的加热条件下可以去除凝集素活性。如果不经过预浸提,生大豆蒸煮 20 min 后保留 25％的凝集素活性;在190℃,10～60 s 即可使大豆中的植物凝集素彻底被破坏。120℃干热豇豆 15 min,结果胰蛋白酶抑制因子、植物凝集素、总单宁含量降低,而聚合单宁和植酸的含量基本没有变化((Leontowicz and Kostyra,1998;陈吉红,2004)。

3.萌发处理

从生物学上讲,抗营养因子如蛋白酶抑制因子、凝集素、单宁等的作用在于保护子实免遭微生物、昆虫、鸟类及其他天敌的破坏。种子萌发后,抗营养因子被内源酶破坏。研究表明,植物凝集素在萌发的第 4 天活性降低 90％。

5　硫代葡萄糖苷

　　硫代葡萄糖苷（glucosinolates,简称硫苷）是十字花科植物重要的次生代谢物质,它们存在于双子叶被子植物的 16 个科中。目前已发现的硫苷有 200 多种,广泛存在于十字花科（Brassicaceae）植物中,所有的十字花科植物如甘蓝、萝卜、油菜、卷心菜等都能够合成硫苷。在白花菜科（Capparidaceae）和番木瓜科（Caricaceae）等也有较多硫代葡萄糖苷存在（Fahey et al.,2001）。目前,十字花科中的芸薹属植物硫代葡萄糖苷的相关研究较为详尽。

　　硫代葡萄糖苷存在于植物的根、茎、叶和种子中,但主要存在于种子中,尤以油菜籽和芥菜籽中含量特别高。硫代葡萄糖苷在某些十字花科植物中的含量大约占干重的 1%,在一些植物种子中的含量达到 10%,不同品种含量存在很大差别,由于基因型不同导致了硫代葡萄糖苷种类、含量及生物功能上的差异。研究表明,除了遗传因素,植物生长发育的不同阶段、形态、环境因素（如害虫、营养、胁迫和采后处理）等都会对植物中硫代葡萄糖苷的种类和含量造成影响（Cartea et al.,2008）。

　　对芸薹属白菜、芥菜、甘蓝、花椰菜、菜心、青花菜、油菜,萝卜属萝卜,拟南芥属拟南芥,山芥属的欧洲山芥等常见植物中硫苷种类和含量进行测定,发现不同种类的植物其硫苷在含量和种类上存在很大差别。拟南芥中含有 20 多种硫苷,4-甲基亚磺酰基丁基硫苷（glucoraphanin）含量最高,其次是吲哚-3-甲基硫苷。西兰花中含大约 14 种硫苷,其中主要是吲哚-3-甲基硫苷、2-羟基-3-丁烯基硫苷和 4-甲基亚磺酰基丁基硫苷（Wang et al.,2012）。油菜中发现 20 多种硫苷,不同类型的油菜的硫苷种类存在差别,一般 2-羟基-3-丁烯基硫苷、3-丁烯基硫苷、丙烯基硫苷所占比例最大。白菜中的主要硫苷为 3-丁烯基硫苷,其总硫苷含量相对比较低（廖永翠等,2011）,因此白菜的味道相对其他芸薹属蔬菜淡些。在芸薹属蔬菜中甘蓝类硫苷平均含量高于芥菜类和白菜类硫苷的含量（何洪巨等,2002）。

5.1　硫代葡萄糖苷的结构及组成

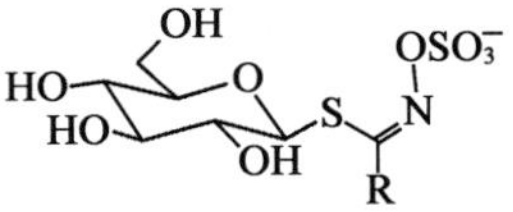

**图 5.1　硫代葡萄糖苷
核心基本结构**

　　硫代葡萄糖苷是一种含硫的阴离子亲水性植物次生代谢产物。所有的硫代葡萄糖苷都具有相同的核心基本结构,即 β-D-葡萄糖联结一个磺酸肟基团和一个来源于氨基酸的 R 侧链,见图 5.1。

　　根据侧链 R 结构不同,可以将硫代葡萄糖苷分为 3 种:①含有直链或支链烷基的脂肪族硫甙(侧链来源于蛋氨酸、丙氨酸、缬氨酸、亮氨酸和异亮氨酸);②含有苯环的芳香族硫甙(侧链来源于酪氨酸和苯丙氨酸);③含有吲哚环的吲哚族硫甙(侧链来源于色氨酸)(臧海军等,2008)。

　　硫甙的结构特点决定了其化学性质,磺酸肟基的 N 端所连的硫酸根离子使其具有很强的酸性特征,在自然植物中通常作为阴离子并以钾盐形式存在;硫酸根和硫代葡萄糖基的存在使几乎所有的硫甙都具有非挥发性和亲水性;不同氨基酸来源的 R 基又能赋予硫甙不同的亲水特性等。硫甙通常较稳定,但当其受酶、高温、pH 等因素影响时会发生降解,且降解途径和产物不尽相同。

　　表 5.1 列举了目前十字花科植物中研究得最多的硫代葡萄糖苷和它们的 R 基团(李鲜等,2006)。

表 5.1　常见硫代葡萄糖苷的 R 基团结构

硫代葡萄糖苷	R 基团
脂肪族硫代葡萄糖苷	
Sinigrin	烯丙基
Gluconapin	丁烯基
Progoitrin	2-羟基-3-丁烯基
Glucoraphanin	4-甲磺酰基
芳香族硫代葡萄糖苷	
Gluconastrutiin	苯乙基
Glucosinalbin	4-羟苯甲基
吲哚硫代葡萄糖苷	
Glucobrassicin	3-吲哚甲基
Neoglucobrassicin	1-甲氧-3-吲哚甲基

5.2　硫代葡萄糖苷的降解及其机理

硫代葡萄糖苷虽然在正常情况下比较稳定,但在酸性溶液中,它能变成羧酸,其反应是不定量的;在碱性溶液中,它能转变成氨基酸和其他产物;在高温情况下,它可以发生热分解。

硫代葡萄糖苷最主要的分解方式是酶促水解反应。在大部分植物体中,硫代葡萄糖苷酶(黑芥子酶)主要分布在各个器官的异细胞黑芥子硫甙酸细胞的特殊蛋白颗粒中,硫甙则存在于细胞的液泡中。当植物组织受到破坏后,黑芥子酶与硫甙接触,二者的反应需在有水存在的情况下进行,黑芥子酶水解硫甙形成 D-葡萄糖和不稳定的中间产物硫代氢肟酸磺酸盐(thiohydroxamate-O-sulfonate),进而继续反应生成一系列产物。

其酶水解反应通常有两种:一种是自体分解作用,即利用植物本身内在的芥子酶,在天然的 pH 下发生的水解反应;另一种就是非自体分解作用,即利用外加的芥子酶制品,在人工控制的最适宜的 pH 下发生的水解作用。两种水解反应的降解产物数量相差较大,自体分解时的产物是腈多,而异硫氰酸酯少;非自体分解则正好相反。一般作研究或分析时,都采用非自体分解。

硫甙的酶降解是复杂的多途径降解反应过程,硫甙的种类、反应条件(pH、温度、时间)和辅助因子等因素共同决定了降解后产物的类型。其水解反应的机理如图 5.2 所示。

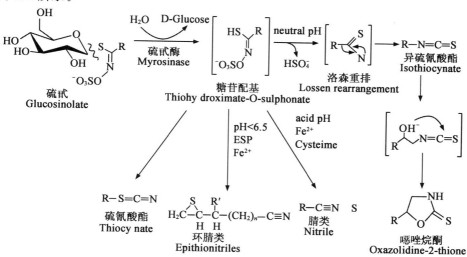

图 5.2　硫代葡萄糖苷的降解机理

由图 5.2 可以看出:水解产物中有葡萄糖和硫酸根离子,而水解的剩余部分即为硫甙的有机非糖配基,它是不稳定的,常转变为硫氰酸酯和腈,同时部分硫氰酸酯又会发生重排反应,而生成异硫氰酸酯。不同的水解条件产生的主要水解产物也不同,因此,其水解产物一般都是混合物。

由于不同植物中存在不同的特异蛋白、硫甙的侧链结构差异以及反应环境条件的变化,其降解产物具有多样性。硫代葡萄糖苷中的 R 基的结构不同,在水解时会产生不同的降解产物,当硫代葡萄糖苷的烃基为烯丙基、3-丁烯基、4-戊烯基、苄基、2-苯乙基或 4-甲硫-3-丁烯基时,其水解的产物主要是异硫氰酸酯。当硫代葡萄糖苷的烃基为 2-羟基-3-丁烯基时,其水解产物最终会环化为 5-乙烯基烷-2-硫酮,即噁唑烷硫酮。归纳起来,植物中硫代葡萄糖苷主要降解产物为异硫氰酸酯、腈类与环腈、硫氰酸酯,此外还包括吲哚甲醇、噁唑烷酮等。

(1)异硫氰酸酯 是硫代葡萄糖苷降解的主要产物,具有抗癌活性。一般在中性偏酸环境下所有的硫甙都可以产生异硫氰酸酯,而且 ESM1 蛋白(epithiospecifier modifier 1)可以促进其形成(Zhang et al.,2006)。当硫代葡萄糖苷的 R 基为甲基、烯丙基、3-丁烯基、4-戊烯基、3-甲基-硫代丙基、4-甲基-硫代丁基等时,硫甙酶水解硫甙生成的糖苷配基发生洛森重排,易产生相应的具有挥发性的异硫氰酸酯,异硫氰酸酯在植物抗性及对人类的抗癌性方面都具有重要意义。

(2)腈类和环硫腈 低 pH 或 Fe^{2+} 存在时硫甙降解产生腈类物质(Williams et al.,2009)。腈类物质对植物病虫害具有一定的抗性,但同时对人和动物有一定的毒害作用。当有环硫特异蛋白(ESP)存在时,可促进末端为烯烃基的硫甙形成环硫腈(Williams et al.,2008)。环硫特异蛋白是一类特殊的不稳定小分子蛋白,它对烯烃硫代葡萄糖苷的水解反应具有产物特异性的影响。末端含烯烃基的硫甙酶解时,ESP 将硫甙分子上的硫原子转移到 R 基团中的烯烃基末端,使其不能形成 ITCs,而形成环硫腈化合物。

(3)硫氰酸酯 目前认为硫甙中仅 3 类可水解产生硫氰化物,它们是烯丙基、苯甲基和 4-甲硫基-丁基硫甙,它们在降解过程中先生成相应的异硫氰酸酯,但产物在中性和碱性条件下很不稳定,会降解并释放出无机硫氰酸盐(TCs)离子。

(4)吲哚甲醇($Ar-CH_2OH$) 吲哚族硫甙在酶的作用下最初降解形成的吲哚-3-甲基异硫氰酸酯,在中性或微酸性条件下不稳定,接着与水、抗坏血酸、氨基酸以及其他植物代谢物生成具有生物活性的抗坏血酸原和吲哚-3-甲醇等,(Agerbirk et al.,2008;Halkier et al.,2006)。吲哚甲醇在抗癌方面也具有一定的作用。

(5)噁唑烷酮 对于大部分硫甙而言,酶解都能形成稳定的异硫氰酸酯,但侧链中含有 β-羟基的硫甙,如 2-羟基-3-丁烯基硫甙(progoitrin),则会形成不稳定的异硫氰酸酯,其羟基作为亲核基团与亲电的异硫氰酸根发生环化形成噁唑烷酮。

5.3　硫代葡萄糖苷的理化和生物活性

硫甙作为一种重要的次生代谢物质,具有多种生物活性,其作用主要是通过硫甙降解产物实现的。硫代葡萄糖苷与降低癌症风险间接相关。植物中异硫氰酸酯具有抗细菌和抗真菌的活性,对动物和昆虫的侵害具有重要的保护作用。

5.3.1　抗癌作用

硫甙的降解产物异硫氰酸酯类及吲哚-3-甲醇等具有抗氧化、抗突变以及防癌抗癌活性(Fimognari et al.,2012;赵功玲等,2011;Valgimigli et al.,2009)。研究较多的抗癌成分主要是莱菔子素、4-甲硫基-3-丁烯基异硫氰酸酯以及吲哚-3-甲醇等。

萝卜中存在一种与芸薹属植物不同的硫甙,其降解产物为莱菔子素,俗称萝卜硫素,为异硫代氰酸盐衍生物,易溶于水,相对分子质量为 177.3,分子式 $C_6H_{11}S_2NO$。是目前发现的抗癌活性最强的化合物之一。王楠等(2010)比较莱菔子素、3-(甲硫基)-丙基异硫代氰酸酯、3-(甲磺酰基)丙基异硫氰酸酯和 3-丁烯基异硫氰酸酯对 A_{549} 细胞的抑制作用,发现几种化合物对肺癌 A_{549} 细胞均有不同程度的抑制作用,其中莱菔子素敏感性最强。萝卜的提取物质还可以增强小鼠的肺和肝脏中醌还原酶的活性,稍微增加肝脏中 GST 的活性,从而能够抑制肺癌的发生。

莱菔子素的抗癌机理:研究认为动物体内普遍存在一种系统抵抗食品和环境中有毒化学物质的致癌作用。这种作用的发挥,依赖于Ⅱ相抗毒酶数量的显著增加。莱菔子素作用机理如下:①抑制Ⅰ相酶产生,细胞色素 P_{450} 是Ⅰ相酶,它可以把许多有机物激活为亲电化合物,亲电化合物与 DNA 结合并使之产生突变,是诱发癌症的重要因素。②激活Ⅱ相酶转录因子及表达,诱导Ⅱ相酶如醌氧化还原酶(NQO1)、谷胱甘肽硫转移酶(GST)、尿苷二磷酸葡萄糖醛酸转移酶(UGT)等的活性,把致癌物质转变成无致癌毒性的代谢物质而排出,起到脱毒与防癌作用。③可以激活抗氧化酶基因,被激活的抗氧化酶能够清除细胞内的活性氧,从而抑制活性氧诱发癌症。④阻止细胞周期、通过多个通路诱导细胞凋亡(郭彩杰等,2009)。

季宇彬等对青花菜中异硫氰酸盐的抗癌机制进行了研究,结果显示青花菜中异硫氰酸盐对人肝癌细胞 HepG-2 和人胃癌细胞 SGC-7901 有较强的抑制作用,能促进 HepG-2 细胞凋亡。

不同的异硫代氰酸盐物质其防癌抗癌的作用方式不同。如 2-丙烯基异硫代氰酸盐可促进阶段Ⅱ相酶如谷胱甘肽硫转移酶的体内脱毒;丙烯基异硫代氰酸盐可抑制癌细胞原的形成;而莱菔硫烷的作用机理为调节谷胱甘肽硫转移酶(GST)、硫氧还蛋白还原酶(TrxR-1)等一系列Ⅱ相酶和抗氧化酶起到抗癌的作用。总之这些十字花科植物富含的硫代葡萄糖苷通过调节生物转化酶的表达和活性来起到抗癌防癌的作用。

5.3.2　抗氧化作用

西兰花中的葡糖异硫氰酸盐可以转化成为莱菔硫烷,继而通过调节谷胱甘肽硫转移酶、硫氧还蛋白还原酶等进行脱毒和抗氧化。莱菔硫烷本身并不直接参与还原反应,它导致的氧化应激会激活转录因子 Nrf2 活性,从而引起产生活性氧、Ⅱ相酶和抗氧化酶等一系列细胞应激反应,提高细胞抗氧化能力。

在细胞中加入莱菔硫烷,可以保护细胞免受多种氧化剂伤害从而提高 D_m 值。在人视网膜色素上皮细胞中加入甲萘醌等氧化剂,将细胞一半杀死所需的氧化剂用量称为 D_m 值。D_m 值上升与细胞中的 GST 和 GSH 水平上升高度相关,说明莱菔硫烷的抗氧化作用与调节Ⅱ相酶有关(侯春彦等,2008)。

5.3.3　作为风味物质

十字花科蔬菜的特殊风味主要是由于硫苷的降解产物异硫氢酸酯引起的,异硫氢酸酯又称芥子油,是十字花科植物中重要的挥发性物质。如萝卜、芥菜的辛辣味,白菜的清香味。其中辛辣味主要是由烯基硫苷降解产生的挥发性烯基异硫氰酸酯引起的,如 2-丙烯基、3-丁烯基以及 4-甲基硫-3-丁烯基异硫氰酸酯(李鲜等,2006)。萝卜中辛辣味一般认为是 4-甲基硫-3-丁烯基异硫氰酸酯产生的。吲哚族硫苷和含烯基的硫苷会产生苦味。

5.3.4　抗病虫害

硫苷及其降解产物是植物防御昆虫和植食性动物的重要化合物质(Mewis et al.,2006)。生物鉴定表明:十字花科植物中的硫苷降解产物对于控制昆虫类、线虫类、真菌病原菌和杂草等具有明显的抑制效果。可以将硫苷及其降解产物作为植物熏蒸剂或除草剂,控制植物病虫害,也可以将富含硫苷的植物作为绿肥施入土壤,控制土传病害。目前,关于硫苷与抗虫性的关系越来越得到人们的重视,科学家企图通过修饰改变植物中硫苷的水平,提高植物抵御昆虫和病菌的能力。但在实际操作过程中存在一定的困难,因为硫甙的降解产物对于杂食性昆虫是防虫剂,而对一些专食性昆虫却是引诱剂。因此,研究硫甙抗虫性的机理以及其相互关系,对于病虫害的控制具有重要的意义。

5.4　硫代葡萄糖苷的抗营养作用

硫代葡萄糖苷本身无毒,但其主要酶水解产物:硫氰酸酯、异硫氰酸酯、噁唑烷硫酮及腈都有抗生物活性,能造成机体的内脏器官的损害。

噁唑烷硫酮有水溶性,但没有挥发性,它能使动物的甲状腺肿大,其毒性比异硫氰酸酯大。噁唑烷硫酮的毒性原理是阻止甲状腺对碘的吸收,并干扰甲状腺素的产生,使血液中的甲状腺素的浓度降低,垂体分泌更多的促甲状腺激素,使甲状腺细胞增生,最终造成甲状腺因缺碘而肿大。

异硫氰酸酯具有挥发性,而且有刺鼻的辛辣、苦涩气味,它易溶于油和己烷。日常调料用的芥末和芥末油的主要成分就含有异硫氰酸酯。异硫氰酸酯也具有抗生物活性,它能使动物的甲状腺肿大,但它的毒性要小于噁唑烷硫酮。异硫氰酸酯的毒性原理是它与碘争相进入甲状腺,相应地减少了甲状腺对碘的吸收,从而引起甲状腺的肿大。高浓度的异硫氰酸酯对动物的皮肤黏膜和消化器官表面具有破坏作用。硫氰酸酯能抑制碘的转换,干扰碘的释放,从而降低甲状腺含碘量,造成甲状腺肿大(赵孝安等,2011)。

硫氰酸盐(SCN)具有抗生物活性,硫氰酸离子(SCN^-)与碘离子有相似的分子体积及电荷,因此在血液中通过与碘竞争进入甲状腺,相应地减少了甲状腺对碘的吸收,抑制碘在细胞膜的主动运输以及甲状腺球蛋白的酪氨酸残留,从而引起甲状腺的肿大。此外,该物质使人和动物对细菌和其他抗原的免疫应答反应受到严重损伤。

腈的毒性最大,通常是噁唑烷硫酮的 $5\sim10$ 倍,其毒性原理是使肝脏和肾受到侵害,导致肝和肾的肿大,严重者会出现肝出血和肝坏死。

某些硫甙的降解产物对哺乳动物具有毒害作用。如菜籽含有大量的蛋白质,可以作为动物饲料,油菜籽和芥菜籽中硫甙含量特别高,以钾盐形式存在于菜籽饼(粕)中,其本身没有毒性。但在榨油过程中,由于内源酶芥子酶的作用,将硫代葡萄糖苷水解产生有毒产物如噁唑烷硫酮(OZT)、硫氰酸盐(SCN)、异硫氰酸盐(ITC)和腈(RCN)。硫代葡萄糖苷在高温或者肠道微生物的作用下也有可能会被降解,但是由于油菜籽中硫甙的含量比较高,摄入过多容易引起动物中毒,器官组织形态发生改变,生产性能下降(臧海军等,2008)。

5.5 植物中硫代葡萄糖苷的控制

5.5.1 影响植物硫甙含量的因素

植物中硫甙种类及含量受遗传因素、生长环境、储藏条件等影响，并且同一植物不同发育期、不同部位中硫甙含量也不同。

品种差异会导致硫甙含量和组成的不同。我国不同类型油菜中硫甙主要成分不同。甘蓝型油菜中主要成分为 2-羟基-3-丁烯基硫甙和 3-丁烯基硫甙，芥菜型油菜中主要成分为丙烯基硫甙和 3-丁烯基硫甙，而白菜型油菜中以 3-丁烯基硫甙和4-羟基-3-吲哚甲基硫甙为主。甘蓝类硫甙含量最高，白菜类最低，芥菜类位于两者之间。白菜类中，小白菜、菜心及薹菜中硫甙种类和含量亦不同（何洪巨，2002）。

拟南芥果实中硫甙组分为 20 种，种子中 18 种，花、茎及叶片中 12 种，而根中仅为 10 种。种子中主要硫甙成分为芳香族硫甙，叶片中主要为脂肪族硫甙，而根中以吲哚族硫甙为主。种子中硫甙含量最高，衰老叶片含量最低，两者相差近100 倍。

水杨酸、茉莉酸甲酯是植物逆境胁迫信号转导物质，能够诱导植株内硫甙含量发生变化。水杨酸能够诱导甘蓝型油菜中 2-苯乙基硫甙增加，对红圆芜菁叶面喷施茉莉酸甲酯后发现红圆芜菁根部吲哚族硫甙、芳香族硫甙及地上部吲哚族硫甙含量均显著高于对照。

除了以上因素，植物生长发育的不同阶段、形态、环境因素（如害虫、营养和采后处理）等都会对植物中硫代葡萄糖苷的种类和含量造成影响。

5.5.2 加工对硫甙的影响

在食品供应链中硫代葡萄糖苷含量受到种植、生长环境、储藏、包装及加工等因素的影响，这些关键条件的不同使得植物硫代葡萄糖苷含量变化达 5～10 倍。消化过程中，硫代葡萄糖苷的变化还受到细胞裂解、消化时间、食物成分、食用者自身情况、肠道微生物等影响。

1.加工过程中硫代葡萄糖苷变化基本机理

芸薹属蔬菜在加工中其所含硫代葡萄糖苷（硫甙）含量会发生变化。芸薹属蔬菜前处理包括包装、储藏、清洗、切割，这些步骤会使硫甙含量降低，含量的降低可能是由细胞及组织的破坏、浸出和芥子酶酶解引起的。鲜切对卷心菜和花椰菜引起的生理变化类似于虫害，致使吲哚类硫甙含量增加。一般来说，采后处理和储藏的影响会显著低于加工和制备过程。

加工和制备过程中蔬菜组织、细胞和细胞腔隙进一步受损,硫甙破坏程度及硫甙含量的变化取决于蔬菜本身和加工方法。芸薹属蔬菜可用于家庭烹饪和工业加工,因习俗及偏好的不同,家庭烹饪方法对最终产品影响较大。多样的加工条件使得终产品中硫甙也不尽相同。

多数芸薹属蔬菜加工方法(如蒸、煮、油炸)都会涉及加热,热量通过热传导至植物组织。Dekker 等(2000)构建了芸薹属蔬菜煮制过程中硫甙变化模型。在煮制过程中引起硫甙变化的机理涉及化学反应、传热及传质等过程,即:①细胞溶解;②通过溶解组织进行成分扩散;③酶催化的硫甙水解作用,可能发生在溶解和扩散基础之上(在烹饪用水中或溶解的植物组织中);④硫甙的热降解;⑤芥子酶的失活,以及酶辅助因子丢失,如抗坏血酸、Fe^{2+}、环硫特异蛋白等。

以上机理可以解释加工过程中硫甙的变化。①~⑤的机理可以形成一些包含参数的公式以描述不同机理下的速率常数(Sarvan et al.,2012)。研究表明不同的硫甙热降解过程中速率常数也不同。吲哚类硫甙总体反应速度高于脂肪类硫甙。而且,芸薹属蔬菜的种类也会影响每种硫甙的热降解速率常数。所以,反应速率取决于硫甙的类型和植物基质本身(Dekker et al.,2009;Hanschen et al.,2012)。

2.煮制

煮制可能是芸薹属蔬菜最常用的加工方法。蔬菜会被放入冷水或开水中。加热会使热量从水中传递至蔬菜组织,最终温度可达 100℃ 左右。蔬菜加热过程中,将逐步出现组织细胞溶解,细胞及细胞器质膜瓦解,细胞壁软化。因此,硫甙和芥子酶会通过溶解的组织扩散进入烹调用水中。在破损组织及烹调用水中都有芥子酶催化的降解产物。同时,高温下酶会失活。酶催化的降解常因蔬菜组织温度升高速率和芥子酶稳定性受到限制。

在典型煮制过程中,芸薹属蔬菜热降解硫甙的损失在 5%~20%。损失量取决于加工条件、硫甙类型及芸薹属蔬菜种类。

浸出是煮制蔬菜过程中硫甙损失的主要因素,取决于煮制时的料水比、煮制时间及方法、蔬菜组织的种类及切块形状等因素。前处理会增强对蔬菜组织破坏,导致损伤的组织在后续的煮制过程中细胞溶解、扩散及随后的浸出。关于压力的影响,有人发现高压力下西兰花煮制硫甙损失率高于正常压力下的损失率(Vallejo et al.,2002)。但 Francisco 等(2010)发现无论是在正常压力和高压力下,萝卜中脂肪类硫甙、吲哚类硫甙和硫甙总量没有明显不同。

浸出的硫甙主要部分存在于煮制的水中,同时,热降解和酶催化水解会导致硫甙的部分损失。Kassahun 等(1996)报道,卷心菜煮制 5～25 min 过程中硫甙浸出率约是生的卷心菜中的 10%,卷心菜在酸性溶液中煮制 60 min,硫甙由于降解导致的损失率高于浸出损失率。芸薹属蔬菜在煮制过程中硫甙含量的损失主要原因是浸出。

3.汽蒸

用于汽蒸蔬菜的蒸汽通常用的是沸水产生的水汽,为了不直接接触沸水,蔬菜一般放到网眼笼屉上,热蒸汽在蔬菜表面冷凝进行热转化和传导。因为蔬菜组织和水没有直接接触,所以汽蒸比煮制的浸出少。汽蒸对蔬菜组织的加热效率普遍低于煮制,这使细胞溶解和芥子酶活性钝化均低于煮制。Rungapamestry 等(2006)报道了对于新鲜的卷心菜和西兰花,汽蒸时硫甙含量没有明显影响;卷心菜汽蒸 2 min 后芥子酶活性保持不变,但是 7 min 后显示损失达 90.4%。Song 等(2007)也报道了西兰花、绿卷心菜、菜花和抱子甘蓝汽蒸超过 20 min 硫甙总量没有显著损失。汽蒸的益处是芥子酶失活从而使硫甙含量稳定。以上事实可以总结为:在汽蒸过程中细胞溶解、扩散、浸出、酶促水解和热降解相对低于煮沸,这使得硫甙损失率较低,而且,汽蒸可能增加了测定时硫甙的提取率。

4.热烫

热烫处理和煮制或汽蒸相似,但蔬菜/水比例、加工时间和温度有所差异。蔬菜汽蒸或浸入热水或沸水中几分钟,随后迅速冷却。热烫一般是工业生产的前处理过程。对芸薹属蔬菜还要进行浸酸、冷藏、冷冻储藏以减少硫甙在加工过程中的损失。

对芸薹属蔬菜进行热烫的主要目的是使芥子酶失活,以抑制硫甙酶促水解反应。热烫对不同品种蔬菜中硫甙含量降低的影响是多样的,在西兰花中约 30%,绿色和白色花椰菜中分别是 2.7% 和 13%(Cieslik et al.,2007)。Volden 等(2008)报道了热烫导致红花椰菜硫甙总量损失约 64%,高于煮制损失量。这可能是因为热烫的高水比例使红色花椰菜中浸出是煮制的 10 倍多,尽管热烫的时间只是煮制的 1/3。与煮制相似,花椰菜和红色卷心菜的硫甙损失的主要部分溶出到热烫水中。

芸薹属蔬菜种类和热烫技术的不同会影响热烫中硫甙的变化情况。Goodrich 等(1989)对热水热烫和汽蒸热烫后西兰花和抱子甘蓝中硫甙总量进行了对比,热水热烫和汽蒸热烫的抱子甘蓝后硫甙总量损失不大,分别是初始量的 7% 和 22%。相反,这些技术处理西兰花后硫甙总量分别降低了 83% 和 40%。总之,热烫过程中细胞溶解、扩散和浸出导致了硫甙含量的变化。

5. 微波加工

微波加工的加热机理与其他方法的加热机理不同。微波穿透进入食品内部，通过偶极水分子运动并产生分子间的碰撞产生热量进行加热，食品离子成分间的频繁摩擦也会导致温度升高。影响微波加工的主要因素是水分含量和食品中可溶性离子含量。

在微波加热过程中细胞溶解、扩散和芥子酶活性决定了硫苷含量变化程度。硫苷含量变化程度受微波处理时间及功率输出的影响十分明显。较长时间的处理将会增加植物的细胞溶解和热降解。同时，在 60℃ 以下加热时，芥子酶活性随温度升高而增加；在更高的温度时芥子酶迅速失活，微波处理前在蔬菜中加入一定量的水将会出现浸出（Vallejo et al.，2002）。

微波处理可以保持卷心菜、西兰花、抱子甘蓝和菜花中硫苷总量稳定（Fulle et al.，2007；Song and Thornalley，2007）。Verkerk 等（2004）研究了微波的 3 个输出功率（180 W、540 W 和 900 W）和 5 种处理时间（均超过 24 min）的不同组合处理对红色卷心菜中硫苷的影响，发现这些组合增加了测定中的总硫苷含量，推测原因是处理后的植物组织的化学提取率升高。芥子酶活性随着微波处理功率的增加而降低，900 W 微波处理，高能量下使得卷心菜中的芥子酶几乎完全失去了水解能力；卷心菜在最低微波功率下处理，芥子酶活性保留最高。Rungapamestry 等（2006）研究了微波处理时间的影响，把卷心菜在微波 750 W，间隔加热累计超过 7 min，卷心菜硫苷总量损失为 17.3%。750 W 下微波处理卷心菜 45 s，芥子酶活性降低了 27.4%，再继续处理 2 min，芥子酶活性降低 96.7%。L'opez-Berenguer 等（2007）报道了不同功率水平下微波处理 5 min 后，西兰花中硫苷含量普遍降低。

微波处理前加入水的影响如下：微波很容易使温度快速升至 100℃，蔬菜组织中水分大量损失，引发快速热降解（Jones et al.，2010）。西兰花在特定微波条件下处理后，硫苷总量降低 18%，主要是溶于烹调水所致。尽管额外添加的水量很少，经过 1 000 W 微波处理 5 min 后的西兰花中总硫苷损失约 60%（Yuan et al.，2009）。微波处理过程中，细胞溶解、扩散、热降解和浸出机制会降低硫苷含量。

6. 炒制

炒制是一种用少量的油烹调蔬菜的加工方法。热量通常通过锅的表面或一层薄油进行传导，因此，蔬菜表面迅速升温，一定比例的水被蒸发。炒制与其他方法相比用时较短，炒制期间蔬菜组织主要部分的温度不超过 100℃，因此，组织中仍含有大部分水。炒制过程中会额外添加少量的水，这与地方习惯、蔬菜类型及预期产品有关。芸薹属蔬菜在炒制过程中，细胞溶解、扩散、浸出、热降解和酶促水解发生的水平较低。

炒制可以保留绿卷心菜、西兰花、抱子甘蓝和菜花中硫甙总量及多种硫甙单体含量。Rungapamestry 等(2008)报道了西兰花炒制温度保持在 80℃时,芥子酶活性降低 83%,芥子酶活性对硫甙损失没有明显影响;西兰花炒制前的烫漂-冷冻处理对总硫甙尤其脂肪类和吲哚类硫甙没有明显的变化。Yuan 等(2009)观察到西兰花炒制过程中脂肪类和吲哚类硫甙分别约减少了 55%和 67%。可能与所用的时间及温度有关。

炒制过程中,与浸出相比热降解机制对硫甙含量降低的作用更显著。Yuan 等(2009)对比了两种炒制方法对西兰花的影响,一种是额外添加水,另一种是不额外添加水,研究发现,这两种处理的硫甙损失没有明显不同。高强度的炒制,使得西兰花中总硫甙降低约 84%,原因是高度的热降解引起的。

炒制用油的种类可能也会影响硫甙含量。用精炼橄榄油和葵花油炒制西兰花茎后总硫甙分别明显降低 49%和 37%,用精炼橄榄油、大豆油、花生油或红花油分别炒制对其硫甙含量没有明显影响(Moreno et al.,2007)。没有发现烹调温度或油的脂肪成分与对硫甙含量影响之间的关系。因此,短时间的炒制过程中较少的浸出、酶促水解和热降解作用使得硫甙含量仅少量降低。

7.发酵

发酵是较为古老的加工方法,已成为一些国家传统饮食的一部分。芸薹属蔬菜的发酵涉及乳酸菌的生长和代谢活动。发酵对硫甙含量影响的机制与热加工不同,细菌和氯化钠可能在硫甙发酵中扮演较为重要的作用。Suzuki 等(2006)研究了在不同 NaCl 和 pH 条件下芥子酶活性,发现在 500 mmol/L 的 NaCl 和 pH 低于 5.5 的条件下芥子酶没有活性。

实际上,有报道发酵可降低总硫甙含量。在发酵的咸菜和储藏的德国泡菜中没有发现硫甙,且与卷心菜种植季节、发酵类型和盐含量无关。Ciska 和 Pathak (2004)发现发酵卷心菜硫甙降解产物包括:异硫氰酸酯、来自脂肪类硫甙的腈类、吲哚-3-甲醇、吲哚-3-乙腈等。此外,在发酵卷心菜储藏过程中发现了硫甙含量降解的多种趋势。Tolonen 等(2002)也报道了发酵卷心菜中含有烯丙基-异硫氰酸酯、烯丙基腈、甲基-异硫氰酸酯、吲哚-3-甲醇、噁唑烷硫酮、异硫氰酸盐、萝卜硫素等。发酵卷心菜中降解产物不仅与生卷心菜中硫甙含量有关,也与其生化属性如在酸性环境中挥发性、稳定性和反应性有关。

Suzuki 等(2006)用豆瓣菜作为模型进行了发酵过程中硫甙单体变化研究。发现发酵 7 d 后,硫甙含量降低,吲哚类硫甙占总硫甙比例比未发酵前增加。多数硫甙仍在组织内,在盐水中未发现硫甙。因此,发酵可以明显降低芸薹属蔬菜中硫甙总量。生物转化可能是损失的主要原因,还需要进一步的研究以解释硫甙的降解机制。

8.其他加工方法

冷冻、干制、压力/温度处理等方法对芸薹属蔬菜中硫甙的影响也有研究。冷冻是低于冰点的 0℃温度处理,蔬菜中的一部分水转变为冰晶体。干制是通常通过旋转热干燥空气经过蔬菜表面带走水分。同时,高静压力结合温和的热处理可以代替热加工来灭活微生物同时保留有益化合物。

芸薹属蔬菜在冷藏和冷冻过程中保留了硫甙含量。Rungapamestry 等(2008)报道了热烫后的西兰花用强风冷冻机在 −18℃下保存 20 min,总硫甙含量没有实质上变化。保留了屈曲花苷、萝卜硫甙和葡萄糖豆瓣菜苷;但芸薹葡萄糖硫甙明显降低。在 −20℃冷藏经过热烫前处理的西兰花,在 90 d 的储藏过程中,除了新葡萄糖芸薹素以外,硫甙含量和芥子酶活性基本未发生变化。同样,Volden 等(2009)研究发现 −24℃下冷冻储藏菜花 12 个月硫甙总量没有明显变化,硫甙各单体化合物在长时间的冷冻储藏过程中没有明显的改变。Cieslik 等(2007)将热烫后的芸薹属蔬菜在 −22℃下持续冷藏 48 h,发现硫甙含量一直没有改变。Song 和 Thornalley(2007)报道了事先没有热烫的西兰花、抱子甘蓝、菜花和绿卷心菜在 −85℃ 下储藏 2 个月,硫甙发生明显损失,作者猜测原因是冻融使细胞破裂,在解冻中芥子酶与硫甙接触从而降低了硫甙含量。

干燥条件,包括温度(50∼100℃)、干燥空气流速(1.2∼2.25 m/s)对吲哚类硫甙含量的影响也有报道(Mrkic et al.,2010)。不同的干燥条件对不同的硫甙单体影响不同。干燥后的西兰花与热烫后的西兰花相比硫甙单体保留率分别是:4-羟基-芸薹葡萄硫甙为 32%∼90%,芸薹葡萄硫甙为 65%∼92%,4-甲氧基-芸薹葡萄硫甙为 29%∼90%,新葡萄糖芸薹素为 36%∼92%。同样空气流速下降温干燥硫甙含量影响高于恒温干燥。

与其他的传统方法相比,芸薹属蔬菜高压/高温处理方法有一个优点:此方法可以有效地将芥子酶与硫甙相接触,因此可以提高有益成分含量。根据 Van Eylen 等的研究结果,在高压下(200∼300 MPa),20℃处理 35 min 后,硫甙损失约 20%。同时,在 100∼500 MPa,40℃,处理 15 min 后,硫甙降解,最高损失是在 300 MPa 下。此外,处理后西兰花中脂肪类硫甙水解产物可能消失,同时在处理过程中有水解产物芸薹葡萄硫甙形成。不同的时间、压力和温度条件下,硫甙水解程度不同,有益产物量也将不同。

除了高压加工处理,食品工业中其他新的加工方法也不断涌现,如脉冲电场(PEF)、低温等离子体技术和新型加热技术如电阻加热等。这些新技术对芸薹属蔬菜中硫甙和有益衍生产物的影响还有待研究。

5.5.3　采后储藏对葡萄糖硫甙的影响

1. 储藏时间和温度的影响

采摘后的西兰花头迅速变坏,冷藏(0～4℃)对保持品质至关重要。硫代葡萄糖苷水平反映了西兰花的外观品质,低温(<4℃)可以延缓品质和硫代葡萄糖苷的损失。在20℃条件下储藏5 d,西兰花茎总萝卜硫甙含量下降82%,但在4℃下,仅下降31%(Rodrigues and Rosa,1999)。同样的,Rangkadilok等(2002)报道,20℃储藏7 d后,'Marathon'头中萝卜硫甙减少50%。Howard等(1997)发现,4℃储藏21 d后萝卜硫素降低约50%,最大降低量发生在采后的第一个7 d。此降低是否与芥子酶活性降低有关尚未可知。

西兰花茎在10℃储藏9 d的过程中,吲哚硫代葡萄糖苷增加(Hansen et al.,1995),总硫代葡萄糖苷没有明显改变,表明吲哚葡萄糖苷的增加可能抵消了烯基类如萝卜硫甙的降低。类似地,切后的西兰花在室温(约20℃)下放置48 h,吲哚类-4-羟基-芸薹葡萄硫甙明显增加,其他硫代葡萄糖苷降低(Verkerk et al.,2001)。

一般来说,如果在冷冻前通过热烫或其他加热方法使芥子酶失活,冷冻是保留西兰花中硫代葡萄糖苷的最好方法(Rodrigues and Rosa,1999)。如果冷冻前没有热烫步骤,融化后硫代葡萄糖苷快速地被芥子酶破坏。

虽然,冷冻前热烫西兰花是必要的,它也会影响异硫酸氢酯的形成,西兰花组织在93℃水中2 min使得萝卜硫素降低47%～65%(Howard et al.,1997),原因可能是硫代葡萄糖苷浸出和部分芥子酶活性失活。

2. 相对湿度(RH)

在98%～100%的高湿度下,西兰花采后品质保持较好。但只有采后温度4℃以上时,相对湿度才会成为影响硫代葡萄糖苷保留的关键因素。例如,西兰花头在较低湿度、20℃下保存5 d后,萝卜硫甙下降80%以上。类似地,在20℃下,西兰花头在开放的盒子(低湿度)中储藏,储藏过程中前3 d萝卜硫甙降低50%;但是在塑料袋中湿度较高(>90%),在相同的温度下含量没有明显损失(Rangkadilok et al.,2002)。萝卜硫甙的降低和外观品质的降低是一致的(如变黄),表明质膜完整性的丧失使得硫代葡萄糖苷与芥子酶混合。芸薹属蔬菜在4℃储藏时,无论是在环境湿度(RH 约60%)下还是在塑料袋(RH 约100%)中放置7 d后,萝卜硫甙都未发生明显的变化。因此,如果西兰花一直处于较低温度(如低于4℃),保持100%的湿度就没有益处,但是如在20℃下保存,需要包装来保持高湿度以保护外观品质和硫代葡萄糖苷含量。

3.气调包装

气调包装(controlled atmosphere,CA)对保持西兰花品质十分有效,并能使采后生命延长 1 倍。研究者对西兰花气调保藏进行了研究,发现 0～5℃时,保持品质的最佳气体环境是 1%～2% O_2、5%～10% CO_2,O_2 含量不能低于 1%,否则会产生异味。CA 包装对西兰花中硫代葡萄糖苷含量的影响仍是未知。

西兰花头在 4℃,1.5% O_2 和 6% CO_2 条件下储藏 25 d,与在同样温度下空气中储藏相比萝卜硫甙含量明显升高(Rangkadilok et al.,2002)。Hansen 等(1995)采用较低的 O_2(0.5%)和较高的 CO_2(20%),在 10℃储藏 7 d 后,发现 CA 与空气中储藏相比对西兰花头中萝卜硫甙、屈曲花苷、新葡萄糖芸薹素的含量没有影响。与新鲜采摘的西兰花相比,在空气中硫代葡萄糖苷总量增加 42%;在 0.5% O_2 +20% CO_2 条件下,增加 21%;同时在 20% CO_2、没有 O_2 情况下,西兰花头中硫代葡萄糖苷总量下降 15%,原因可能是细胞损伤和硫代葡萄糖苷的酶促降解导致的。

4.充气包装(modified atmosphere package,MAP)

西兰花在分销和出售阶段,很难在整个过程中保持低温。在波动的温度条件下,充气包装可以延长货架期(Elkashif et al.,1983)。在 1%～2% O_2 和 5%～10% CO_2 的气体环境时,得到最佳西兰花品质。MAP 还有助于保留西兰花茎中其他植物素,如类胡萝卜素、维生素 C。

在 MAP 条件下,温度对硫代葡萄糖苷的影响显著。4℃时,西兰花在空气和MAP 条件下储藏 10 d 后,萝卜硫甙水平没有出现明显不同(Rangkadilok et al.,2002)。MAP 用的袋子为低密度聚乙烯(LDPE)袋(密封没有小孔),4℃时,7 d 后气体组成达到 O_2 3%,CO_2 11%,10 d 后变为 0% O_2,13% CO_2。20℃时,在空气中放置 7 d,西兰花萝卜硫甙损失 50%。而在 MAP 下储藏超过 10 d,萝卜硫甙没有明显变化;这种情况下,MAP 包装袋用的是两边有两个直径约 750 μm 小孔的LDPE 包装,7 d 后 O_2 达 1%,CO_2 达 18%。

采摘后相对湿度和气调对硫代葡萄糖苷保留的影响也是需要考虑的问题。如果类似一般零售环境的温度即超过 4℃,气体和湿度都是影响硫代葡萄糖苷水平的重要因素。较高温度时,研究表明氧气水平低于 1.5%,二氧化碳水平高于 6%时,硫代葡萄糖苷保持不变或略有提升(Hansen et al.,1995)。因此,CA 包装和MAP 是采后硫代葡萄糖苷含量保留的重要工具,推测特定条件下的气体组成和/或相对湿度可以防止质膜降解和随后发生的硫代葡萄糖苷和芥子酶的混合,但还需要进一步研究来确定保留硫代葡萄糖苷含量的最佳气体条件及阐明相关机理。

6 生物碱

　　生物碱是存在于自然界中的一类含氮的碱性有机化合物,有类似碱的性质。大多数有复杂的环状结构,氮元素多包含在环内,有显著的生物活性,是中草药中重要的有效成分之一。大多数存在于植物体中,个别存在于动物体内。具环状结构,难溶于水,与酸可形成盐,有一定的旋光性与吸收光谱,大多有苦味,呈无色结晶状,少数为液体。生物碱有上万种,由不同的氨基酸或其直接衍生物合成而来,是次级代谢物之一,对生物机体有毒性或强烈的生理作用。

　　生物碱是生物体次生代谢产物中较大的一类,广泛分布于植物界,少数也来自动物界,如肾上腺素等。生物碱主要分布于100多科植物中,以双子叶植物最多,目前已分离出的生物碱有1万多种(张德华等,2010)。而且不断有新的生物碱被发现。生物碱种类繁多,结构复杂,来源不同,分类方法多。生物碱在医药上用于临床的有近百种。

6.1　生物碱的分类和分布

　　按其代谢来源分类:常见有鸟氨酸类生物碱、赖氨酸类生物碱、邻氨基苯甲酸类生物碱、色氨酸类生物碱、萜类生物碱、甾类生物碱六大类,每类又分若干组。

　　按其结构分类,可以分为:

　　(1)吡啶衍生物类　包括简单吡啶类及双稠哌啶类。如烟碱、金雀花碱、半边莲碱、槟榔碱、苦参碱等。

　　(2)吡咯啶衍生物类　此类生物碱指五环(吡咯烷)或六环中存在一个氮原子的生物碱。如红古豆碱、野百合碱等。

　　(3)莨菪烷衍生物类　莨菪烷是由四氢吡咯和六氢吡咯并合而成的杂环。莨菪碱是由莨菪醇和莨菪酸缩合而生成的酯。如莨菪碱、阿托品、古柯碱等。

　　(4)异喹啉衍生物类　它们的结构基于四氢异喹啉核,主要由苯丙氨酸或酪氨酸生物合成而来。这些生物碱都是芳香碱基,具有不同数量的羟基、甲氧基以及亚甲基二氧取代基。如小檗碱、罂粟碱、吗啡等。

（5）菲啶衍生物类　如白屈菜碱、石蒜碱等。

（6）吲哚衍生物类　此类生物碱是从色氨酸生物合成而来,包括简单吲哚类和二吲哚类衍生物。如长春花碱、麦角新碱、麦角胺、利血平等。

（7）吡嗪衍生物类　如川芎碱等。

（8）喹唑酮衍生物类　如常山碱等。

（9）嘌呤衍生物类　由嘌呤衍生的生物碱,在植物界分布较散。如咖啡碱、香菇嘌呤等。

（10）喹啉衍生物类　由（邻）氨基苯甲酸生物合成而来,具有一个双环结构,即一个苯环与一个吡啶环相联结。如蓝刺头碱、茵宇碱、奎宁、喜树碱等。

（11）咪唑衍生物类　如毛果芸香碱等。

（12）有机胺类　此类生物碱的化学结构特点是氮原子在环外侧链上,如麻黄碱、秋水仙碱、益母草碱等。

（13）甾体生物碱　此类生物碱包括甾类生物碱和异甾类生物碱,氮原子大多数在甾环中,有的以与低聚糖结合的形式存在,如藜芦碱、茄碱、贝母碱等。

（14）萜类生物碱　其氮原子在萜的环状结构中或在萜结构的侧链上,单萜类生物碱由异戊二烯化合物与氨的缩合生物合成而来。还有一些单萜类生物碱化合物具有较为突出的胍基取代。如龙胆那宁、猕猴桃碱、石斛碱、关附甲素、乌头碱等。

（15）大环生物碱　大多数具有内酯结构,故亦称为大环内酯类生物碱,如美登木碱、番木瓜碱等。

（16）其他　如千金藤碱、哈林通碱等。

甾体类糖苷生物碱是一种天然的含氮的次生代谢产物,也被称为茄科生物碱。是在包括马铃薯（*Solanum tuberosum*）、番茄（*Solanum lycopersicum*）、茄子（*Solanum melongena*）在内的一些重要茄属作物中发现的具有生物活性的植物次生代谢产物。茄科作物中主要含有 5 种甾体类糖苷生物碱,它们是 α-茄碱（α-solanine）、α-卡茄碱（α-chaconine）、α-澳洲茄碱（α-solasonine）、α-澳洲茄边碱（α-solamargine）和 α-番茄碱（α-tomatine）,其中 α-茄碱主要存在于马铃薯、龙葵和茄子中,α-卡茄碱主要存在于马铃薯中,α-澳洲茄碱主要存在于龙葵和茄子中,α-茄边碱主要存在于龙葵、白英中,α-番茄碱主要存在于番茄中（李志文,2009）。

糖苷生物碱与植物抵御害虫和病原体相关,并且对真菌乃至人类的多种生物体表现出依赖浓度的毒性。1826 年,α-茄碱作为马铃薯中天然的组成成分被报道出来,并且被认为是马铃薯中唯一存在的生物碱,直至 1954 年 α-卡茄碱被研究者所发现。1948 年,番茄中的番茄碱才被发现,后来发现被报道的番茄碱实际上是番茄碱和脱氢番茄碱的混合物。在茄子中发现了 α-澳洲茄碱和 α-澳洲茄边碱,它们在其他的物种中也存在。

　　糖苷生物碱一直是科学研究的主题,广泛存在于人类的饮食中,并且可以引发中毒。因此,从食品安全的角度,还需要关注它们的分析、毒性以及生物利用度的更多信息。糖苷生物碱具有一定毒性,如马铃薯中的龙葵素。糖苷生物碱的致毒机制与破坏膜结构以及抑制乙酰胆碱酯酶的活性有关。糖苷生物碱的生物特性不仅仅在于它们的毒性,它们还具有抗癌、抗胆固醇以及抗炎作用,并且其中的一些作用已具有相关的综述报道。

6.2　茄属糖苷生物碱的结构

　　糖苷生物碱是由两部分组成的,这就决定了其两亲性的特点。以 α-茄碱为例,糖苷配基单元(苷元)是由一个疏水的含有 27-碳骨架并且 F 环含氮的胆甾烷构成。第二单元是联结在 3-OH 位置的亲水性碳水化合物侧链(图 6.1)。在茄属作物中发现的大多数糖苷生物碱属于龙葵次碱烷和螺旋甾碱烷两类。至少有 90 个结构独特的甾体生物碱已经从超过 350 个茄属物种中被鉴定出来。在商业马铃薯中发现的主要糖苷生物碱是 α-茄碱和 α-卡茄碱。这两种生物碱也存在于许多其他的茄属植物中。α-茄碱和 α-卡茄碱都含有龙葵次碱(茄啶)苷元。

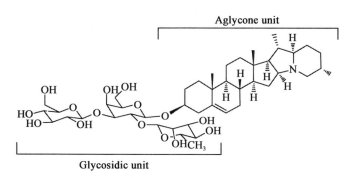

图 6.1　α-茄碱的结构

　　番茄主要的糖苷生物碱 α-番茄碱含有一个螺旋甾烷环,为番茄次碱苷元特有。α-番茄碱还在至少 15 种其他的茄属植物中被发现(Deahl et al.,1993)。除了 α-番茄碱之外,番茄中还含有另一种糖苷生物碱,即脱氢番茄碱。

　　茄子中主要的糖苷生物碱 α-澳洲茄碱和 α-澳洲茄边碱含有相同的苷元——澳洲茄次碱,它们的结构中也含有一个螺旋甾烷环。

　　糖苷生物碱的第二个结构单元是一个糖残基,它联结在苷元 A 环的 $3'$-OH 上。糖残基是由 D-葡萄糖、D-半乳糖、D-木糖和 L-鼠李糖以三糖或四糖的形式组合而成的。联结在 α-茄碱和 α-卡茄碱的龙葵次碱苷元上的糖残基都是三糖,α-卡茄碱的三糖是由两分子 α-L-吡喃鼠李糖和一分子 β-D-吡喃葡萄糖组成的糖侧链(马铃薯三糖),而 α-茄碱的三糖侧链(茄三糖)是由一分子 α-L-吡喃鼠李糖、一分子 β-D-吡喃葡萄糖和一分子 β-吡喃半乳糖组成。α-澳洲茄边碱和 α-澳洲茄碱分别与 α-卡茄碱和 α-茄碱具有相同的糖残基侧链。

　　除了我们上述讨论过的糖苷生物碱之外,一些不常见的螺旋甾烷型或者龙葵次碱烷型糖苷生物碱也在茄属植物中被发现(Ripperger,1997),如在番茄中提取的番茄皂苷(Fujiwara et al.,2003)。同时,因为茄属植物的杂交或者遗传修饰也可以产生新的糖苷生物碱。

6.3　糖苷生物碱的水解与合成

　　天然的糖苷生物碱被称为 α-化合物。通过化学法或者酶法可以使糖链水解。三糖的糖苷侧链逐步水解可以形成 β 以及 γ-化合物,四糖的糖苷侧链逐步水解可以形成 β、γ 以及 δ-化合物。α-番茄碱和 α-澳洲茄碱以及 α-澳洲茄边碱具有相似的水解途径。

　　至今,关于糖苷生物碱在植物体内的水解机制还不是非常清楚。1953 年,研究者发现栽培马铃薯芽的汁液中存在的酶表现出对糖键的水解活性。Swain 等(1978)首次证实了 α-卡茄碱不完全水解以及 α-茄碱直接水解可以形成龙葵次碱。有研究表明,从马铃薯的不同部位提取并部分纯化的鼠李糖苷酶参与 α-卡茄碱以及 α-茄碱鼠李糖的部分水解。

　　人们从茄属植物上发现的细菌和真菌中分离得到了几种糖苷生物碱。水解 α-番茄碱形成其水解产物 $β_1$-番茄碱、$β_2$-番茄碱、γ-番茄碱、δ-番茄碱及其苷元番茄次碱的糖苷酶是由生长在腐烂番茄上的植物病原真菌产生的,这些真菌已经被分离和鉴定出来。有三株丝状真菌被分离出来,这些真菌所含有的糖苷酶能够水解 α-卡茄碱但是不能水解 α-茄碱(Oda et al.,2002)。研究者对马铃薯、番茄、茄子糖苷生物碱的化学水解进行研究后指出,只要选择合适的溶剂、温度以及溶液,得到人们所需要的水解产物是可能的。

　　糖苷生物碱的生物合成途径也没有被完全阐明,然而,人们普遍认为糖苷生物碱的苷元部分来自胆固醇(Ginzberg et al.,2009)。

6.4 茄科糖苷生物碱的分布、含量及结构分析

6.4.1 茄科糖苷生物碱在自然界的分布和含量

已经有超过 80 种糖苷生物碱在不同的马铃薯种群中被鉴定出来。在商业栽培的马铃薯品种中主要的糖苷生物碱是 α-茄碱和 α-卡茄碱。二者的比例因组织、品种的不同而不同,并且受到栽培条件的影响。马铃薯中糖苷生物碱的水平因多种因素而增加,诸如极端温度等不利的气候条件或者暴露在人工光照(或者太阳光)中能够使糖苷生物碱的含量增加 300 倍;糖苷生物碱的增加量取决于光的波长以及机械和昆虫造成的损伤,某些昆虫可导致植物体内产生高浓度的糖苷生物碱。

马铃薯采后的储藏温度、光照等条件,以及在加工过程中的机械损伤都能显著增加马铃薯中糖苷生物碱的含量。多数情况下糖苷生物碱含量的增加与马铃薯的绿变有关。在马铃薯储藏的过程中排除光照条件的影响(使用不透明包装或者彩色包装材料)来阻止叶绿素的合成可以降低糖苷生物碱的水平。马铃薯的芽中糖苷生物碱的含量很高,所以不管是零售商还是消费者都应该在低温的条件下保存马铃薯以防止其发芽。另外需要注意的是,糖苷生物碱的成分和含量不受烹饪方式的影响(Bushway and Ponnampalam,1981),但削皮处理可以去除大部分糖苷生物碱。除了块茎的髓部之外,马铃薯的大部分组织中都含有糖苷生物碱。

在商业化种植的品种中糖苷生物碱的浓度通常在 1.1～35 mg/kg(鲜重);然而在野生品种中却有很大的区别,野生品种中糖苷生物碱的含量为 6～432 mg/100 g(鲜重)。当马铃薯块茎中糖苷生物碱的含量超过 14 mg/100 g 时常常具有苦味,当糖苷生物碱的含量超过 22 mg/100 g 时,食用者的嘴和咽喉会产生轻微乃至严重的灼烧感(Sinden et al.,1976)。

人们不断改进和提高马铃薯和马铃薯产品产量和质量、抵抗害虫和病原体的能力,降低糖苷生物碱的水平。实现这些目的最常用的方法是在实验水平上进行转基因和杂交,这两种方法都已经被证明可以成功地抵抗生物以及非生物因素。糖苷生物碱的含量是由基因控制的,而且在不同的马铃薯品种间具有显著的差异(Hellenas et al.,1995),选择品种是一个非常重要的因素。

与马铃薯糖苷生物碱相比,番茄糖苷生物碱相对无毒。例如,α-番茄碱含量为 500～5000 mg/kg 的具有苦味的番茄栽培品种被广泛地消费但并没有产生严重的不良影响。番茄中主要的糖苷生物碱是 α-番茄碱和脱氢番茄碱的混合物并且分布

在植株的各个部分。未成熟的植株中糖苷生物碱的含量通常很高,当番茄成熟时,α-番茄碱的含量通常下降到 5 mg/kg。与马铃薯糖苷生物碱类似,烹饪也不会影响番茄食品中糖苷生物碱的含量(Friedman,2004)。

其他的番茄糖苷生物碱包括从番茄种子中分离的番茄苷、番茄皂苷,从番茄果实中分离的脱氢番茄苷。人们利用基因改造来提高番茄果实对热和紫外线的耐受性,并且提高加工性能。人们分析转基因番茄中糖苷生物碱的含量发现父本和体细胞杂交种之间的差别基本可以忽略。

茄子中主要的糖苷生物碱是 α-澳洲茄碱和 α-澳洲茄边碱,与其他的茄属植物相比,茄子中总糖苷生物碱的含量要少得多,通常茄子肉中糖苷生物碱的含量最高。带有种子的中果皮中糖苷生物碱的含量为 7～38 mg/100 g;不带有种子的中果皮中糖苷生物碱的含量为 1～4 mg/100 g;皮中糖苷生物碱的含量基本可以忽略(Kashyap et al.,2003),与马铃薯糖苷生物碱相比,茄子糖苷生物碱相对无毒,但它们却具有胚胎毒性和致畸作用,因此,测定茄子中糖苷生物碱的含量是必要的。

6.4.2　糖苷生物碱的定性定量分析

目前,已有大量的分析技术被用来测定糖苷生物碱的含量,特别是确定其在植物中的含量以及生物活性。糖苷生物碱主要的定量方法是高效液相色谱法(HPLC),该方法的劣势是糖苷生物碱吸收的紫外波长较短(200～210 nm),容易受到其他化合物的干扰,这个弊端可以通过脉冲安培检测和样品纯化来避免。如果要对新的糖苷生物碱的结构进行鉴定,主要的方法是核磁共振(NMR)和质谱(MS)法。

由于二维核磁共振技术的发展,使用核磁共振成为糖苷生物碱定量的常规技术。需要强调的是,核磁共振对原料的需求量很大而且对糖苷生物碱混合物的结构分析效率不高。对一种新的糖苷生物碱进行初步分析的常规方式是通过酸水解产生糖苷配基单元(苷元)和糖单元,采用 ^{1}H NMR 和 ^{13}C NMR 光谱对苷元和糖类的结构进行分析。

质谱分析能够对糖苷生物碱混合物中各个组成成分进行鉴定。气相色谱-质谱联用的方法被许多研究者使用,但是这种方法只能用于单独的苷元或者糖残基的结构鉴定。因此需要使用化学方法或酶法进行预水解。此外,在大多数情况下还需要苷元或者糖的衍生化步骤,部分甲基化的糖的醛醇乙酸酯(Friedman et al.,1998)、苷元的三甲基硅烷基(Laurila et al.,1996)或者酰基产物的制备被用来把化合物转换为挥发的、热稳定的衍生物。非衍生的苷元也可以进行分析,电喷雾电离和化学电离测量都已经被用来与高分辨质谱相结合来确定糖苷生物碱苷元或者三糖以及四糖分子和碎片离子。这种方法使新的糖苷生物碱的鉴定成为可能。液相色谱-质谱联用与气相色谱-质谱联用具有相似的功能，它是一个对糖苷生物碱、苷元和寡糖进行定量测定的快速有效的方法，但通过此方法只能获得有限的结构信息。与气相色谱-质谱联用不同，液质联用不需要衍生化和水解，大多数情况下，分析之前需要对原材料进行纯化。在线固相萃取与液相色谱-质谱联用相结合能够达到这一目的并且能够在植物提取物中快速筛选糖苷生物碱。

在过去的 10 年中，串联质谱作为糖苷生物碱结构分析方法具有良好的势头。通常首先通过分子质量对糖苷生物碱进行初步鉴定，然后通过文献比对质谱碎片图谱进行进一步确定。串联质谱结合扫描阵列检测是对糖苷生物碱进行分析最先进的方法，因为它能提供天然苷元以及天然糖苷键的信息。这种方法快速并且需要少量的样品，它是分析糖苷生物碱混合物的有效方法。茄子、马铃薯、番茄糖苷生物碱的碎片图谱已经得到解析，这为通过串联质谱分析糖苷生物碱提供了一个有用的参考。此外，串联质谱的应用还在番茄叶片中发现了一种之前从未被发现的糖苷生物碱（filotomatine）。液相色谱法-电喷雾串联质谱也已被证明是对糖苷生物碱粗混合物进行检测的一种准、快速、高通量的定量检测方法（Zywicki et al.，2005）。

要想确定一个新的糖苷生物碱的全部结构，单单使用串联质谱法是不够的。快速原子轰击质谱对分子质量分布是一种有效的方法，并且能够提供一些结构信息。串联质谱对于纯化的以及糖苷生物碱混合物分子质量和结构确定是一个很好的补充。需要结合先进的二维核磁共振光谱以及化学实验来确定立体化学以及糖残基和苷元的附属物。

6.5　茄科生物碱及其苷元有害的生理效应

6.5.1　对茄属植物的害虫和病原的毒性

20 世纪 50 年代糖苷生物碱对害虫和病原物的威慑性被首次报道。研究表明，马铃薯野生品种叶片中糖苷生物碱总含量与其对马铃薯象甲抗性的获得呈正相关，马铃薯象甲是多种茄属植物尤其是马铃薯上的害虫，这反过来又使多种新的糖苷生物碱被发现。高含量的糖苷生物碱给予寄主植物抗性，但是它却具有苦味而且在高浓度时具有毒性。α-番茄碱具有田间抗性，能够引起生长阻滞，并能够延缓马铃薯象甲的繁殖。番茄次碱不具有抗马铃薯象甲的活性，这强调表明了番茄四糖部分对于活性的必要性。

糖苷生物碱其中的一个作用机理是抑制乙酰胆碱酯酶的活性。使用几个昆虫物种的匀浆来研究 α-卡茄碱对昆虫乙酰胆碱酯酶的抑制作用发现,与其他被测物种相比,科罗拉多马铃薯甲虫乙酰胆碱酯酶的敏感性下降超过 150 倍。由此推测科罗拉多马铃薯甲虫对糖苷生物碱诱导毒性的抵抗力有所提高(Wierenga and Hollingworth,1992)。

另一个重要的马铃薯病原体是马铃薯孢囊线虫。Jones 等曾对马铃薯根渗出液中存在的作为孵化因子的 α-茄碱和 α-卡茄碱的作用进行了研究。这两种马铃薯胞囊线虫对马铃薯糖苷生物碱表现出不同的孵化敏感性。脱离寄主植物之后,这些孵化因子用于被寄生的土壤中引起一种"自杀式孵化",这对于马铃薯胞囊线虫的控制来说是一种对环境友好的方式。

6.5.2　茄科生物碱对动物的毒性作用

为了提高作为人类食物的植物性食品的安全性,人们对茄属植物糖苷生物碱和代谢物的不同结构做了大量的研究。为了确定糖苷生物碱的安全性,我们需要确定其生物效力和作用机理。因此动物模型被用来确定它们各自的毒性以及阐明糖苷生物碱诱导毒性的机理。

糖苷生物碱具有胚胎毒性是被人们所公认的。青蛙、大鼠、小鼠、仓鼠和牛胚胎已被用来作为试验模型。Bell 等(1976)证实把 α-茄碱注射到小鼠体内会诱导胚胎毒性并且阿司匹林有增强毒性作用。人们还用小鼠研究了甾体类糖苷生物碱及其苷元的相对毒性,α-澳洲茄边碱比 α-澳洲茄碱在破坏膜结构上更加有效;这两种糖苷生物碱具有相同的苷元但是具有不同的糖残基。α-卡茄碱的效力是 α-茄碱的4 倍。这一研究小组也比较了 α-番茄碱和番茄次碱,发现破坏膜结构活性需要糖残基的参与。这些结果进一步证明碳水化合物侧链对于发挥生物活性的重要性。

青蛙胚胎致畸试验(FETAX)是一个评价甾体类糖苷生物碱毒性效力的有效方法,它已被用来预测具有不同结构的糖苷生物碱及其生物合成中间产物的致畸潜力。α-卡茄碱比 α-茄碱的毒性更强,通过实验可以观察到严重的头部以及面部畸形。

苷元龙葵次碱、澳洲茄次碱、垂茄次碱对青蛙胚胎的毒性要小得多(Friedman et al.,1991)。青蛙胚胎致畸试验(FETAX)也证明了碳水化合物侧链的作用。使用 α-卡茄碱和 α-茄碱的水解产物进行实验也发现糖苷生物碱的碳水化合物侧链对于活性发挥的必要性,糖的联结顺序、糖的数量、糖的种类以及联结的方式都能对活性产生影响。在多数情况下,水解产物的活性要小于与其相对应的甾体类糖苷生物碱。据研究者推测,去除糖可能影响这些化合物的跨膜运输(Rayburn et al.,1994)。

土豆、茄子、番茄糖苷生物碱已经证明可以改变试验蛙类的膜电位以及青蛙胚胎皮肤对 Na 的主动运输,膜电位的改变可以用来解释糖苷生物碱导致的胚胎毒性和致畸作用。一些药剂已被用来防止糖苷生物碱诱导的胚胎毒性。葡萄糖-6-磷酸腺苷和烟酰胺腺嘌呤二核苷酸磷酸(NADP)已被证明具有这种作用,但是其机制尚不清楚。叶酸以及叶酸类似物氨甲叶酸也能通过减少 α-卡茄碱导致的膜电位去极化来防止 α-卡茄碱诱导的毒性且具有浓度依赖性。叶酸需要较高的浓度才能起到保护作用,说明这种保护需要"药理学"而不是低得多的"营养"叶酸浓度(McWilliams et al.,2000)。

6.5.3　茄科生物碱对人类的毒性

马铃薯糖苷生物碱导致人类中毒的相关报道很多。糖苷生物碱含量高的马铃薯会具有苦味,糖苷生物碱含量不高的情况下会产生头痛、呕吐、腹泻等中毒症状,摄入糖苷生物碱含量高的马铃薯及马铃薯叶片能够导致死亡。人们对糖苷生物碱中毒的敏感性是不同的。糖苷生物碱中毒的致死剂量被估计为 3~6 mg/kg 体重,轻微中毒剂量为 1~5 mg/kg 体重(Morris and Lee,1984)。人们怀疑有更多的糖苷生物碱轻微中毒的事件发生,但因其症状类似于其他胃肠功能紊乱而没有被报道出来。鉴于马铃薯皮中糖苷生物碱的含量很高,所以应该对马铃薯皮类饲料的加工进行监控和限制。

马铃薯糖苷生物碱公认的对人类的安全上限是 200 mg/kg(鲜重)。联合国粮农组织/世界卫生组织食品添加剂专家委员会(JECFA)报告马铃薯总糖苷生物碱的含量小于 100 mg/kg(鲜重)是无关大碍的。糖苷生物碱含量高的马铃薯具有苦味,含量非常高时会导致咽喉及嘴巴产生灼烧感。到目前为止,关于糖苷生物碱在人体内的生物利用度、代谢以及代谢动力学的报道很少。马铃薯糖苷生物碱在这方面引起了一些关注,其他茄属植物糖苷生物碱的生物利用度、代谢以及代谢动力学很少或根本没有调查研究,需要在这方面深入研究以明晰这些化合物的安全性。

Mensinga 等(2005)调查了食用土豆泥之后马铃薯糖苷生物碱 α-茄碱和 α-卡茄碱在体内的代谢情况。马铃薯糖苷生物碱可以在体内积累,并且需要大于 24 h 来清除这些糖苷生物碱。而且,α-卡茄碱的生物半衰期比 α-茄碱长,在这两项研究中都观察到了实体间的差异。口服马铃薯之后可以在血液中检测到龙葵次碱,提示可能在某个阶段发生了水解反应。糖苷生物碱被证明能够以剂量依赖的方式破坏哺乳动物肠细胞培养模型或者切片的上皮屏障。而且,当把上皮细胞暴露于马铃薯糖苷生物碱时,IL-10 基因缺陷的小鼠与对肠炎有遗传易感性的动物表现出更大程度的肠上皮屏障破坏和炎症(Patel et al. ,2002)。

6.6 糖苷生物碱及其苷元有益的生理效应

尽管糖苷生物碱具有潜在的毒性,但是之前多年的研究表明如果使用的剂量和条件得当也可能具有有益的作用。这些潜在的效用包括抗癌、抗炎、镇痛、解热、抗胆固醇、抗真菌及抑菌作用。

6.6.1 糖苷生物碱及其苷元的抗癌作用

糖苷生物碱具有凋亡活性和对已知的致癌物质的化学预防作用。

1.澳洲茄碱及其苷元

α-澳洲茄边碱已被证明能够抑制许多肿瘤细胞的生长,例如,结肠癌、前列腺癌、乳腺癌、肝癌和人肺癌细胞。它已被证明能够抗人乳腺癌细胞系(Shiu et al. ,2007)。其机制通常被认为是引起细胞凋亡。α-澳洲茄边碱的三糖单元鼠李糖部分对抗癌活性是必不可少的;这是通过比较 α-澳洲茄边碱和与其结构相似的某些糖苷生物碱(khasianine)的活性确定的。α-澳洲茄边碱和 khasianine 结构上的唯一区别就是后者糖链部分缺少 L-吡喃鼠李糖,由于缺少这个单糖,khasianine 的抗癌活性急剧下降(Chang et al. ,1998)。

α-澳洲茄边碱还可以克服人乳腺癌细胞的耐药性。HER2〔人类 EGFR(表皮生长因子受体)2〕/neu 的过表达与耐药性、促进血管再生、淋巴结转移相关(Jarvinen et al. ,2000)。被激活后,HER2/neu 以一种类似生长因子的方式促进细胞增殖。在正常的细胞中,HER2/neu 受体触发控制正常细胞生长、分化、运动、黏附的信号转导通路。在肿瘤细胞中,HER2/neu 基因的表达不受控制,HER2/neu 基因扩增和蛋白的过度表达已在包括卵巢癌和乳腺癌在内的多种人类肿瘤中得到证实。α-澳洲茄边碱下调 HER2/neu 的表达,增强顺铂、氨甲叶酸、表阿霉素介导的毒性(Liang et al. ,2008)。

澳洲茄次碱是 α-澳洲茄碱与 α-澳洲茄边碱的苷元,具有很强的抗癌活性。把人骨肉瘤细胞经澳洲茄次碱处理 24 h 后,观察到了 DNA 碎片,这表明其诱发了细胞凋亡。澳洲茄次碱的抗癌活性与 α-澳洲茄碱和 α-澳洲茄边碱差不多,因此,三糖侧链对于抗癌活性的发挥并非必要,这个结果与马铃薯糖苷生物碱不同(Lee et al. ,2004)。α-澳洲茄边碱与 α-澳洲茄碱也具有很强的细胞毒素活性。对糖苷生物碱的糖侧链进行 6-O-硫酸盐化作用并检测产物的抗癌活性,发现其抗癌活性并没有增加。

2.马铃薯糖苷生物碱

采用激光共聚焦显微镜观察 α-茄碱导致癌细胞凋亡的潜力,同时观察肿瘤细胞的形态变化、细胞凋亡速率和细胞周期。发现人肝癌(Hep G2)细胞对 α-茄碱的细胞毒性作用比较敏感,Hep G2 细胞的细胞凋亡率具有浓度依赖性。细胞周期观察结果表明,α-茄碱能够抑制细胞周期的 G2/M 期,S 期的细胞显著增加。Western blot 结果显示,α-茄碱通过抑制 Bcl-2 蛋白的表达诱导 Hep G2 细胞凋亡。

Lee 等(2004)研究了马铃薯糖苷生物碱 α-卡茄碱,α-茄碱以及它们的水解产物在不同浓度下对人结肠癌细胞系(HT-29)和肝癌细胞系(Hep G2)的抗癌作用。结果表明,未水解的糖苷生物碱的效用最强,肝癌细胞对糖苷生物碱较敏感:$0.1~\mu g/mL$ 的 α-卡茄碱对肝癌细胞的抑制率为 39.5%。尽管糖苷生物碱对两种癌细胞的抑制率都随着浓度的增加而增加,但二者并不是线性关系。当糖苷生物碱浓度为 $100~\mu g/mL$ 时,与相同浓度的水解产物相比,其抑制有轻微的降低;这很可能是因为高浓度时的细胞毒性。在 $10~\mu g/mL$ 时,糖苷生物碱和其水解产物相比,其活性出现一个显著的下降。

来自 5 种不同马铃薯的不同浓度的 α-卡茄碱和 α-茄碱被用来研究浓度和比例改变对肿瘤细胞(Hela 宫颈癌细胞,Hep G2 肝癌细胞,U937 淋巴瘤细胞,AGS 和 KATI Ⅱ 胃肿瘤细胞,人正常肝细胞)生长的影响。单独的糖苷生物碱以及糖苷生物碱混合物在大多数情况下对 Hep G2 肝癌细胞的活性都比对正常肝细胞的活性强。α-卡茄碱和 α-茄碱的抑制作用均随着浓度的增加而提高并且在较高浓度趋于一致,在照片中观察到癌细胞的显著消失。研究还表明,具有协同作用的糖苷生物碱的某些组合可以提高这些化合物的治疗结果(Friedman et al.,2005)。

上述研究中发现糖苷生物碱不能区分对于癌细胞和非癌细胞的破坏,因此在糖苷生物碱应用于治疗使用时应考虑安全问题。不能简单地把体外实验的结果应用到体内。因此,动物和人体实验对于证实或反驳在这些研究中观察到的实验数据来说都是必不可少的。

3.番茄糖苷生物碱

在体外 MTT 实验中,α-番茄碱和 α-脱氢番茄碱的混合物(10∶1)对人肝癌细胞系和结肠癌细胞系具有强烈的抑制作用。进一步延伸这项研究并阐明其作用机制,Friedman 等(2004)对不同浓度的 α-番茄碱进行研究。研究者使用不同品种、不同成熟度的 6 个绿番茄和 3 个红番茄提取物采用 MTT 法研究了其诱导人肿瘤细胞和正常细胞死亡的能力。纯化的 α-番茄碱、脱氢番茄碱、番茄次碱、番茄登醇被用来检测其抗癌作用。与对照组相比,番茄碱含量高的绿色番茄提取物能够显著抑制以下人类癌细胞系的生长:乳腺癌(MCF-7)、结肠癌(HT-29)、胃癌(AGS)、肝癌(Hep G2)以及正常肝细胞。番茄碱含量低的 3 个红色番茄提取物对以上细胞的抑制很少。α-番茄碱对所有细胞的抑制最有效。脱氢番茄碱、番茄次碱、番茄登醇对上述细胞的抑制基本无效。结果表明,破坏的敏感性随生物碱、植物提取物的性质以及癌细胞类型的不同而不同。其作用机制还没有完全被阐明,推测其机理可能包括与胆固醇形成复合物、免疫系统的增强作用、通过破坏细胞膜直接破坏癌细胞。

Fujiwara 等(2003)研究了番茄皂苷的细胞毒性。该研究发现番茄皂苷对人乳腺癌细胞 MCF-7 细胞系的细胞毒性较低,而且其活性低于 α-番茄碱。Lee 等(2004)研究了一系列的糖苷生物碱及代谢物抗结肠癌细胞和肝癌细胞活性,当 α-番茄碱和 α-卡茄碱的浓度为 1 μg/mL 时,其对癌细胞的抑制效力高于抗癌药物阿霉素和喜树碱。检测水解产物番茄次碱的抑制活性后发现,不同于马铃薯和茄子糖苷生物碱,去除糖之后其活性急剧下降。

6.6.2 抗炎、镇痛及解热作用

番茄的抗炎作用在 20 世纪 60 年代被首次发现,研究者从患冠瘿病的番茄茎中分离了两种抗组胺类似物,其中一种活性成分被确定为 α-番茄碱。α-番茄碱能发挥一种非特异性效应对抗由组胺、缓激肽、乙酰胆碱和 5-羟色胺诱导的收缩。Filderman 等(1969)采用角叉菜胶诱导的大鼠水肿试验研究 α-番茄碱的抗炎活性,因为大多数的抗炎药似乎具有抗角叉菜胶活性。结果表明,α-番茄碱表现出了相当有效的抗炎活性。番茄次碱也具有强有力的抗炎作用,造成了 NO 产量减少 66%。甾体生物碱的结构类似于糖皮质激素。糖皮质激素的主要抑制炎症反应需要 iNOS 介导的 NO 的产生和 COX-2 的表达。番茄次碱以剂量依赖的方式抑制 COX-2 蛋白水平,番茄次碱通过抑制 COX 通路来调节炎症反应(Chiu and Lin, 2008)。

研究者对马铃薯(S. tuberosum L.)块茎乙醇提取物对小鼠的镇痛和抗炎活性进行了评估。马铃薯块茎乙醇提取物在 100 mg/kg 和 200 mg/kg 的剂量下给小鼠口服,对乙酸诱导的疼痛产生了明显的阵痛作用。同时,马铃薯块茎的乙醇提取物显著抑制角叉菜胶和福尔马林诱导的小鼠炎症以及花生四烯酸诱导的小鼠耳水肿(Choi and Koo,2005)。Solanum ligustrinum(一种智利植物)的甲醇提取物,含有糖苷生物碱,对豚鼠具有明显的抗炎作用,对家兔有解热作用(Delporte et al.,1998)。

6.6.3 抗胆固醇作用

生物碱抗胆固醇作用在 20 世纪 50 年代被首次报道；番茄碱在体外可以 1∶1 的比例结合胆固醇。α-茄碱和 α-卡茄碱也具有结合胆固醇的特性，但是相比之下活性较低。α-番茄碱的苷元脱氢番茄碱不具有结合胆固醇的特性（Roddick，1979），这说明该活性需要碳水化合物侧链。Cayen 等（1970）对络合物进行了体内试验，并且报道大鼠食用 α-番茄碱在体内与胆固醇形成不溶性的复合物，甾醇排泄量增加。α-番茄碱也增加肝脏和肠道胆固醇的合成，这是由于通过肝肠循环到达肝脏的胆固醇数量下降。总体而言，并没有显著减少血浆中胆固醇、磷脂和甘油三酯的水平。

Friedman 等（2000）证明每天给仓鼠饲喂约 20 mg α-番茄碱是低毒的，与对照仓鼠相比不会影响其生长速率。包含番茄碱的饮食降低低密度脂蛋白（LDL）胆固醇 41%，不改变高密度脂蛋白（HDL）胆固醇，降低 LDL/HDL 胆固醇比率 45%。同一个研究小组也对绿色或红色的冷冻干燥的番茄粉末进行了研究。与不添加番茄的饮食相比，红色和绿色的番茄对低密度脂蛋白胆固醇分别降低了 44% 和 59%。

6.6.4 抗微生物活性

糖苷生物碱的抗真菌、抗细菌、抗病毒活性是有据可查的；具有这种活性是因为糖苷生物碱是植物防御各种病原体（真菌、细菌和病毒）的化学屏障的一部分。马铃薯糖苷生物碱 α-茄碱和 α-卡茄碱已被证明能够抑制琼脂培养的甘蓝链格孢和苜蓿茎点霉孢子的产生和菌丝生长（Fewell and Roddick，1993）。单独使用 α-茄碱抑制作用较小，与 α-卡茄碱结合使用抑制作用在很大程度上得到加强，再一次证明了糖苷生物碱之间的协同增效作用。在 pH 6 时观察到的单一的糖苷生物碱活性显著降低；然而，糖苷生物碱的混合物对 pH 改变的敏感度较低。青霉菌的生长也能被粗 α-番茄碱所抑制。最好是同时检测孢子萌发和菌丝生长两个指标，以阐释糖苷生物碱的抑制真菌效果。

澳洲茄边碱和澳洲茄碱已被证明能抑制苜蓿茎点霉和立枯丝核菌菌丝体的生长。这两种糖苷生物碱也受到 pH 的影响；通常随着 pH 的增加抑制作用得到加强。它们具有协同增效作用，二者以 1∶1 混合具有很强的抗性。二者混合对上述两种微生物都能引起协同抑制作用。

一系列的糖苷生物碱具有抗病毒活性。被检测的各个糖苷生物碱（β-苦茄碱、澳洲茄边碱、α-卡茄碱、α-番茄碱、α-澳洲茄碱）对抑制单纯疱疹Ⅰ型病毒都具有活性(Ikeda et al.,2000),苷元(龙葵次碱、澳洲茄次碱、番茄次碱)没有抗病毒活性。因此,糖侧链对于活性是必需的。α-茄碱的抗病毒活性基本可以忽略不计,因为它与α-卡茄碱有相同的三糖,其苷元的结构决定了活性程度。疱疹、带状疱疹也被报道可以被澳洲茄边碱和澳洲茄碱灭活(Chataing et al.,1999)。对病毒的灭活是糖苷生物碱插入病毒外壳的结果(Thorne et al.,1985)。*Solanum torvum* 提取物具有抑制Ⅰ型单纯疱疹病毒活性(Arthan et al.,2002)。糖苷生物碱的抗病毒活性取决于 pH。

α-茄碱和α-卡茄碱对腐烂棒状杆菌的抑制具有浓度依赖性。用低剂量的α-茄碱和α-卡茄碱治疗的小鼠能使其对致死剂量的伤寒沙门氏菌产生抵抗力(Guba-rev et al.,1998)。

在小鼠中研究糖苷生物碱的抗疟活性发现,α-卡茄碱对疟疾影响的抑制程度最高,对寄生虫血症的抑制率为 76%。α-番茄碱、α-澳洲茄边碱、α-澳洲茄碱和α-茄碱对寄生虫血症的抑制率分别为 65%,64%,57%,41%。为了检测碳水化合物部分的重要性,6-O-硫酸化卡茄碱被用来试验,结果导致抗疟活性降低为 42%,说明α-卡茄碱马铃薯三糖侧链的重要性(Chen et al.,2010)。

6.6.5　茄科生物碱活性作用机理

茄属植物糖苷生物碱的生物活性主要来自于两个特性:①抑制乙酰胆碱酯酶和丁酰胆碱酯酶;②与膜 3β-羟基甾醇络合,从而导致膜的破坏并使膜丧失完整性。

糖苷生物碱对于乙酰胆碱酯酶和丁酰胆碱酯酶的抑制与 pH 无关(Roddick,1989)。没有观察到糖苷生物碱对这些酶的抑制具有协同作用的证据。糖苷生物碱对丁酰胆碱酯酶的抑制是可逆的,例如,稀释可逆转抑制作用,且抑制效果随底物浓度的增加而降低。

糖苷生物碱第二个重要的机制是对生物膜的破坏。单独的动物细胞、真菌组织以及植物器官已经被用来作为测试体系,但是脂质体是用来研究糖苷生物碱破坏生物膜的很好的模型,因为它能模仿在体内的磷脂双分子层,有助于阐明作用机制。α-番茄碱对脂质体过氧化酶的渗漏表现出 pH 依赖性;造成破坏的最佳 pH 为 7.2(Roddick,1978),这与动物和植物细胞相符合。10~100 μmol/L 的浓度对破坏活性的发挥是必需的。

α-茄碱与α-卡茄碱的协同作用已在诸如动物、植物和病毒细胞等生物体中被证实。Roddick 等(1988)研究了兔红细胞、红甜菜细胞、青霉菌,又一次证明了α-卡茄碱比α-茄碱对膜破坏的活性更高,70% α-卡茄碱/30%α-茄碱混合物对红细胞和真菌原生质体表现出最大活性,而 40% α-卡茄碱/60% α-茄碱混合物对甜菜细胞产生的作用最大。

　　Keukens 等(1995)对一些典型的膜开展了系统研究来确定糖苷生物碱诱导膜破坏的作用机制。脂质囊泡被用来作为测试系统,而且膜上的甾醇再次被发现是糖苷生物碱发挥活性所需要的。龙葵次碱苷元和胆固醇之间也进行了分子模拟来预测脂质双分子层中的分子取向。α-卡茄碱的三糖和 α-番茄碱的四糖对于活性都是必需的。本研究再一次观察到了 α-茄碱和 α-卡茄碱的协同作用;但没有观察到 α-卡茄碱和 α-番茄碱之间的协同效应。推测 α-卡茄碱对膜破坏的步骤如下:随着生物碱插入膜,苷元部分以 50:50 的比例与膜上的甾醇发生可逆结合。当糖苷生物碱-甾醇复合物在磷脂双分子层中达到一定比例时,糖苷残基之间的分子间的静电作用催化形成不可逆的糖苷生物碱-甾醇复合物。由于络合作用在膜外部的甾醇被固定,因此 Keukens 提出内层的甾醇可能反转并替代固定的甾醇糖苷生物碱层;由于糖苷生物碱-甾醇复合物具有较大的极性头且形状不再呈圆柱形所以出现膜出芽现象;膜内层的磷脂在与膜分离的过程中形成囊状并且形成一个单分子层;由于糖部分的三维结构形成管状结构,造成基体在一个方向上更快的增长。Keukens 然后在生物膜上验证了他的膜模型理论,上述糖苷生物碱对膜的作用机理可以有效地应用到生物膜(Keukens et al.,1996)。

　　Walker 等(2008)比较了 α-番茄碱与含植物甾醇、磷脂和鸡蛋鞘磷脂的混合单分子膜之间的相互影响,发现了 α-番茄碱与谷甾醇和胆固醇作用强烈,但是与谷甾醇配糖体没有相互作用。糖苷生物碱不管是在细胞培养模型还是哺乳动物肠切片中均对肠的渗透性产生不利的影响。并且,IL-10 基因缺陷型小鼠和具有肠道易激综合征遗传倾向的动物对糖苷生物碱诱导的膜破坏和炎症更敏感(Patel et al.,2002)。

　　糖苷生物碱对膜的破坏的最终机制是糖苷生物碱影响膜电位和生物膜的钠运输。用 FETAX 法检测马铃薯糖苷生物碱对青蛙膜的影响,糖苷生物碱显示出改变膜电位并减少了钠的主动转运(Blankemeyer et al.,1997)。α-番茄碱对细胞膜去极化表现出最高效力,增强细胞刷状缘的渗透性,从而导致对大分子(如过敏原)的吸收增加。α-茄碱和 α-卡茄碱具有协同增效作用。总之,糖苷生物碱生物活性的一些机制途径已经被报道,其中包括抗胆碱酯酶活性和膜破坏活性,但进一步的机理研究仍然是必要的。

6.6.6　茄科生物碱的协同作用

　　茄科分离物通常含有自然"配对"的糖苷生物碱,例如,马铃薯中的 α-茄碱和 α-卡茄碱,茄子中的 α-澳洲茄碱和 α-澳洲茄边碱,番茄中的 α-番茄碱和脱氢番茄碱。成对的糖苷生物碱的存在主要归因于植物的进化。人们研究糖苷生物碱的生物活性;当生物碱相互混合时观察到它们的生物活性明显增强。此外,糖苷生物碱的比例决定其生物效价。

马铃薯中存在的 α-卡茄碱和 α-茄碱的比例取决于栽培品种,其比例范围是 $(1.2\sim2.6):1$。皮中其比例范围大致为 $2:1$,比肉中的比例(约为 $1.5:1$)高得多(Friedman,2004)。大量的在生物系统中的研究表明,α-卡茄碱比 α-茄碱表现出更高的效能,当 α-卡茄碱与 α-茄碱共同使用时表现出协同作用。Roddick 等(1987)最初报道了糖苷生物碱的协同作用;他们发现 α-卡茄碱和 α-茄碱以 $1:1$ 的比例混合后对膜的破坏活性大大增强。研究还发现,当其中的一种糖苷生物碱被 α-番茄碱、洋地黄皂苷或者 β_2-卡茄碱替代时,协同作用消失。事实上,β_2-卡茄碱与 α-卡茄碱的不同仅仅在于一个鼠李糖,这表明了增效作用的特异性并且再一次强调了糖残基对于活性的重要性。

研究者检测了一系列糖苷生物碱抗真菌活性的协同作用;如预期,α-茄碱和 α-卡茄碱表现出很强的协同作用;α-澳洲茄碱和 α-澳洲茄边碱则得到了相反的结果。关于这些糖苷生物碱的膜破坏特性也有相关协同作用的报道,发现 α-澳洲茄边碱和 α-卡茄碱具有协同作用,而 α-澳洲茄碱和 α-茄碱组合没有膜溶解活性(Roddick et al.,1990)。关于 α-番茄碱和脱氢番茄碱的协同活性还未见报道,这主要是因为直到 1994 年脱氢番茄碱才被发现,而且 α-番茄碱实际上是一种糖苷生物碱的混合物。因此需要对这一领域进行进一步研究。糖苷生物碱的不同组合以及比例值得进一步探索。

6.7 茄科生物碱抗营养作用的消除

在通常情况下,马铃薯体内生物碱的含量比较低,正常食用不会引起中毒。但是,当日光暴晒后马铃薯的薯皮发生绿变或者马铃薯发芽时,生物碱的含量大大增加,食用后有中毒甚至致死的风险。

对于生长期的马铃薯而言,一般在高温、干旱和氮元素过多,磷元素、钾元素不足的栽培条件下,易促进生物碱的形成和蓄积;在清爽、湿润、昼夜温差较大的环境中,生物碱的含量最低。提前收获未充分成熟的块茎,其含量往往偏高;受损、染病和腐烂的块茎中生物碱的蓄积也增加。因此,应注意对马铃薯的栽培条件及环境因素的控制,尽量收获成熟、健康的马铃薯块茎。

对于储藏期而言,马铃薯及其制品中龙葵素的含量与储藏的光照条件、时间、温度、湿度、氧气以及二氧化碳浓度密切相关。在光照条件下,生物碱会快速合成,其含量比没有光照时增加将近 1 倍；增加储藏时间，升高储藏温度、氧气浓度以及二氧化碳浓度，马铃薯中的生物碱含量都会增加。因此，最好将马铃薯储藏在避光、干燥、通风、低温的条件下，一般储藏在 4℃左右比较适宜。

生物碱大多分布于马铃薯块茎的外层，特别是表皮层下的头 10 行细胞里，外皮层的生物碱含量占总量的 84%～90%。薯皮以内薄壁组织的大部分和髓部充满了淀粉，几乎不含糖苷生物碱。因此，在食用马铃薯块茎或加工时，去除 3.0～3.5 mm 厚的外皮可以降低或者消除因生物碱中毒的风险。马铃薯块茎生物碱含量很低，但芽眼组织中其含量却很高，糖苷生物碱在块茎和芽眼之间不发生转移，而是在芽的分生组织中直接形成的。当马铃薯发芽时，芽的全部细胞中都含有糖苷生物碱，当芽萌发时含量最多，特别是生长点分生组织最活化部分含量最高。因此，在食用之前应去除芽眼以降低或消除中毒的风险。

在烹饪过程中，对马铃薯已发芽、发绿及腐烂部分应彻底清除并且去皮，然后把马铃薯切成小块，在冷水中浸泡 0.5 h 以上，可使残存的部分生物碱溶解在水中。因为生物碱具有弱碱性，可在烹饪马铃薯时加入适量米醋，利用醋的酸性作用使生物碱得以分解；也可利用长时间的高温，达到部分分解生物碱的作用。但是，一般而言，家庭常用的烹饪方式（如煮沸、烘烤、油炸、微波等）对马铃薯中糖苷生物碱的含量影响不大。煮沸使马铃薯糖苷生物碱的含量仅下降约 3.5%，微波加热使糖苷生物碱含量下降 15%。将马铃薯在 210℃的条件下加热 10 min，能够使 α-茄碱及 α-卡茄碱含量减少 40%。在食用马铃薯时，如果口中有点发麻的感觉，说明其中含有生物碱较多，应立即停止食用，以防发生中毒。

7 蛋白酶抑制剂

蛋白酶抑制剂（proteinase inhibitor，PI）是一种能够抑制蛋白水解酶活性并同蛋白酶产生特殊相互作用的蛋白质。植物蛋白酶抑制剂主要是一些多肽和蛋白质，它们全部是由 *L*-氨基酸通过肽键相互结合而成，能够抑制动物及细菌和真菌的菌液或提取液中的蛋白酶，但对植物本身的酶不起作用（李德昆，2008）。

自从 20 世纪 40 年代发现豆科植物中存在蛋白酶抑制剂以来，在动物、植物和微生物体内已发现普遍存在着多种类型的蛋白酶抑制剂。有学者认为，蛋白酶抑制剂在豆科植物中所起的作用包括调节作用和保护作用两个方面。蛋白酶抑制剂能与蛋白酶的活性部位和变构部位结合，抑制酶的催化活性或阻止酶原转化为有活性的酶。因此它具有防止体内不必要的蛋白降解，调节蛋白代谢及调节各种蛋白酶的生理活性的功能（Livingstone et al.，2007）。很多植物的蛋白酶抑制剂还具有抑制某些病原微生物及某些昆虫体内蛋白酶的作用，是植物体的一种自然防御体系。蛋白酶抑制剂广泛存在于植物体内，在植物储藏器官中，其含量通常高达总蛋白的 10%，植物叶片受到机械损伤或经化学物质处理，也会积累大量蛋白酶抑制剂。有研究发现在豆类发芽中，抑制剂能促进蛋白质的分解代谢，而在种子成熟期间又能抑制储藏蛋白质的降解。目前，豆科、茄科、禾本科及十字花科等植物的多种蛋白酶抑制剂已经被分离纯化，这类因子能抑制胰蛋白酶、胃蛋白酶、胰凝乳蛋白酶等 13 种蛋白酶的活性（于飞等，2004）。由于其对营养价值的影响，且能与蛋白酶发生特殊反应及具有独特的药理特性，使之引起了许多专业科学家的注意。

截至目前，自然界中已发现数百种蛋白酶抑制因子，在动物营养中最具有意义的是库尼兹大豆胰蛋白酶抑制因子（Kunitz Trypsin Inhibitor，KTI）和包曼-伯克蛋白酶抑制因子（Bowman-Birk proteinase Inhibitor，BBI），它们在生大豆中含量分别为 1.4% 和 0.6%（杨晓泉等，1998）。其中 KTI 主要是胰蛋白酶抑制剂，而 BBI 大多同时是胰蛋白酶和胰凝乳蛋白酶的抑制剂。主要作用是抑制蛋白酶活性，促进胰腺分泌，造成必需氨基酸内源性损失，降低食物的干物质、氮和氨基酸的表观消化率和真消化率。

7.1 蛋白酶抑制剂的分布、分类和结构

7.1.1 蛋白酶抑制剂的分布

植物蛋白酶抑制剂在自然界中分布广泛,单子叶植物(水稻、小麦、玉米等)和双子叶植物(马铃薯、番茄、烟草、豆类作物等)中均发现其存在。就植物组织器官而言,目前已知的天然植物蛋白酶抑制剂主要存在于种子、球茎和子叶等储藏组织中,含量占总蛋白的 1%~10%,特别是在种子的胚乳、胚或子叶中含量较高(曲晓华,浦冠勤,2003)。蛋白酶抑制剂在种子中主要分布于蛋白质含量丰富的组织或器官中,定位于蛋白体、液泡或存在于细胞液中,通常不与膜发生联系。植物叶片受到机械损伤或经化学处理,也会积累大量蛋白酶抑制剂(杨丽杰等,2004)。目前发现的植物蛋白酶抑制剂在豆科、茄科、葫芦科、禾本科及十字花科等草本植物、农作物中存在较多,而在木本植物中较少,仅在苹果等蔷薇科植物和杨柳科植物的欧洲白杨中发现(Park and Ohba,2004)。

蛋白酶抑制剂主要存在于大豆、花生及其饼粕内,也存在于某些谷实类块根、块茎类饲料中。这些抑制因子本身也是蛋白质,能被其抑制的蛋白酶有:胰蛋白酶、胰凝乳蛋白酶、胃蛋白酶、枯草杆菌蛋白酶、凝血酶等共 13 种(李娟等,2006)。在自然界中,目前已经发现数百种可抑制胃蛋白酶、胰蛋白酶和胰凝乳蛋白酶活性的蛋白酶抑制剂。

7.1.2 蛋白酶抑制剂的分类

蛋白酶抑制剂普遍存在于自然界的动物、植物和微生物中,目前,在植物界中研究较多的是人类主要的粮食来源,如:豆科、乔本科、十字花科等。而在动物界中,动物的血液、精液、胰脏,以及酵母菌、链霉菌属等微生物中亦有蛋白酶抑制剂的存在(张俏,2008)。

蛋白酶抑制剂可分为丝氨酸蛋白酶类、硫基蛋白酶类、羧基蛋白酶类及金属蛋白酶类四大类。目前已知的植物蛋白酶抑制剂多数属于丝氨酸类。胰蛋白酶抑制剂属于丝氨酸蛋白酶抑制剂(serine proteinase inhibitor,serpin)家族(Ayuso et al.,2009)。Serpin 家族是一个超家族,其家族成员超过 500 个,通过调节一系列丝氨酸蛋白酶的活性而参与了许多基本的生命活动,例如纤溶、炎症反应、细胞迁移、细胞分化、凋亡等(Livingstone et al.,2007)。

根据植物蛋白酶抑制剂的氨基酸组成序列同源性、拓扑学结构相似性以及与蛋白酶的结合机制,又可将丝氨酸蛋白酶家族分 16 个亚家族,其中已有一些通过 X-ray 单晶衍射的方法阐明其三维结构,在植物中已发现其 8 个家族,分别为大豆胰蛋白酶抑制剂 Kunitz 家族、大豆胰蛋白酶抑制剂 Bowman-Birk 家族、大麦胰蛋白酶抑制剂家族、马铃薯Ⅰ型抑制剂家族、马铃薯Ⅱ型抑制剂家族、南瓜抑制剂家族、Serpin 家族及 RagiⅠ-2/玉米胰蛋白酶抑制剂家族,其中主要以 Kunitz 家族、Bowman-Birk 家族、PI-Ⅰ/Ⅱ家族研究最多(Lichtenstein et al.,2008)。在生大豆中,Kunitz 抑制剂和 Bowman-Birk 抑制剂的含量分别为 1.4% 和 0.6%。其中 Kunitz 抑制剂主要是胰蛋白酶的抑制剂,Bowman-Birk 抑制剂大多同时是胰蛋白酶和胰凝乳蛋白酶的抑制剂(张俏,2008)。

1. Kunitz 家族

Kunitz 型抑制剂(KTI)是丝氨酸蛋白酶抑制剂的一个主要类型,1945 年 Kunitz 首次分离和结晶出 Kunitz 胰蛋白酶抑制剂,发现其分子质量约 21 ku。其后科学家们展开了大量研究工作,研究发现 Kunitz 型胰蛋白酶抑制剂属典型丝氨酸蛋白酶抑制剂,主要集中在大豆子叶中(Hamato et al.,1995),分子内含有 181 个氨基酸残基,2 个二硫键,多以松散的线团状的分子存在,位于 138 位和 145 位的半胱氨酸之间形成了二硫键,结合形成了一个由 8 个氨基酸组成的小环,另外在 39 位和 86 位的半氨酸之间形成了第二个二硫键。其活性中心位于第 63 位的精氨酸和 64 位的异亮氨酸这两个氨基酸分子的外部,并且一个 KTI 分子抑制剂能钝化 1 个分子胰蛋白酶(Senda et al.,1993)。

2. Bowman-Birk 亚家族

大豆中的 Bowman-Birk 酶抑制剂(BBI)是一种丝氨酸蛋白酶抑制剂,它有两个具有不同特异性的功能性抑制域,一个对胰蛋白酶类似物具有抑制作用,另一个对胰凝乳蛋白酶类似物具有抑制作用。目前已从多种植物种子中分离纯化得到 BBI。BBI 首次在 1945 年由 Bowman 作为丙酮不溶因子从大豆中分离出来,其分离过程包括利用 60% 乙醇溶液浸提大豆并用丙酮沉淀出这种抑制剂(van Ree,2002);之后,Birk 于 1961 年成功纯化并定义这种抑制剂。在 1973 年,Odani 和 Ikenaka 测定出 BBI 全部氨基酸序列,BBI 是由 71 个氨基酸所组成单肽链,包含 7 个二硫键,其分子质量为 8~9 ku(Tamayo et al.,2000)。BBI 蛋白酶抑制剂家族的抑制区是由二硫键联结 9 个氨基酸残基的环形结构区,这是许多丝氨酸蛋白酶所具有的特征性规则结构域。但 BBI 环形结构的独特之处在于其抑制环边缘存在一个顺式肽键。BBI 的抑制环最常见的基因序列是在特定位置处带有顺-反式立体结构的脯氨酸-脯氨酸元件,且其抑制活性与脯氨酸存在位置及肽键顺反式构型密切相关(Clemente,2014)。BBI 在二硫键与分子内氢键作用下形成两个对称的三轮列区(tricyclic domain),每个区中都有相当规范的结合环。每个结合环中都有一个独立的与丝氨酸蛋白酶相互作用的活性点,因此被称为双头(double-headed)抑制剂。

3.PI-Ⅰ 和 PI-Ⅱ 家族

PI-Ⅰ 和 PI-Ⅱ 家族是一类诱导型的蛋白酶抑制剂。其中 PI-Ⅰ 家族包括马铃薯蛋白酶抑制剂 Ⅰ 和番茄蛋白酶抑制剂 Ⅰ,它们的分子质量为 8.1 ku,只有一个活性中心,主要抑制胰蛋白酶,而对胰凝乳蛋白酶抑制作用较弱。PⅠ-Ⅱ 家族包括马铃薯蛋白酶抑制剂 Ⅱ 和番茄蛋白酶抑制剂 Ⅱ,由两个重复序列构成,分子质量为 24 ku,包含两个活性中心,能抑制胰蛋白酶和胰凝乳蛋白酶(William,2000)。其中马铃薯蛋白酶抑制剂 Ⅱ 的两个活性中心具有不同的反应特性,其中第二活性位点具有强烈抑制胰蛋白酶和胰凝乳蛋白酶的能力,而第一活性位点只能抑制胰凝乳蛋白酶,且对突变很敏感,容易丧失活性。

7.1.3 蛋白酶抑制剂的结构

蛋白酶抑制剂在氨基酸构成上有很大程度的相似性,即分子中半胱氨酸含量一般都非常高,分子内含有跨链的二硫键,使得蛋白酶抑制剂结构稳定,耐热、酸、碱,它们典型的特征是甲硫氨酸和组氨酸的含量少或没有,而含有较多的天门冬氨酸、赖氨酸和色氨酸残基(Wang et al.,2011)。植物蛋白酶抑制因子的分子质量在 4~60 ku,但主要分布在 8~25 ku,它们与受其抑制的蛋白酶的结合依赖于一定的 pH,这些酶抑制剂都与蛋白酶作用底物共享蛋白酶的结合基团,因而抑制作用都具有一定的竞争性,抑制剂与蛋白酶结合的抑制常数要比底物的结合常数大许多,这就造成了蛋白酶与抑制剂紧密结合,而与底物的作用机会减少,也就不能水解底物,有许多双头结构的植物蛋白酶抑制因子的一个分子可以同时接合两分子的蛋白酶,双头抑制因子同时抑制的两个酶,不一定是相同的,被抑制的两个酶还可以是不同大类的酶,双头抑制因子首次揭示了完全不同类型的酶抑制因子之间存在的同族关系(王明慧,2014)。

Kunitz 胰蛋白酶抑制因子(KTI),是第一个被分离和研究的植物蛋白酶抑制剂。其分子质量为 21 ku,含有 181 个氨基酸残基,2 个二硫键,其全部氨基酸顺序和二级结构已经清楚,KTI 是单头抑制因子,主要抑制胰蛋白酶,对胰凝乳蛋白酶抑制较弱,该抑制因子的活性中心可以和胰蛋白酶结合非常紧密,形成不可逆复合物,KTI 与胰蛋白酶的结合是等量进行的,即 1 分子该抑制因子能结合 1 分子胰蛋白酶。反应位点为精氨酸 Arg(63)-异亮氨酸 Ile(64),加热和胃液能使其失活。KTI 主要存在于大豆中,只有少量同源抑制剂存在于其他豆科籽实中(赵萍,2008)。

　　Bowman 首先发现了 BBI 并从大豆中提纯出来,因此称其为 Bowman-Birk 蛋白酶抑制因子。BBI 不仅存在于大豆中,且存在于其他豆科籽实中,BBI 类抑制因子的分子质量为 8~9 ku,是分子质量较小的蛋白质,含有 71 个氨基酸残基,7 个二硫键,胱氨酸含量丰富。BBI 有两个活性中心,是双头抑制剂,能与不同蛋白酶特别是胰蛋白酶和胰凝乳蛋白酶在不同位点结合,它与胰蛋白酶的结合是倍量进行的,即 1 分子抑制因子能结合 2 分子胰蛋白酶,与胰蛋白酶结合位点为赖氨酸 Lys (16)- 丝氨酸 Ser (17),与胰凝乳蛋白酶的结合位点为亮氨酸 Leu (44)- 丝氨酸 Ser (45)(Armstrong et al. ,2000)。许多类 BBI 的三级结构证实这些蛋白质具有两个结构功能区,蛋白酶抑制位点都位于暴露的外环上,每个功能区被二硫键固定在区内。大多数这类抑制剂包括许多异构体。BBI 具有抗消化液和各种蛋白质水解酶的能力,包括胃蛋白酶和链霉蛋白酶(刘会香,张星耀,2005)。关于 BBI 的热稳定性仍有争议。有研究者认为 BBI 对热相当稳定,他们认为高度交联的二硫键导致热稳定。然而,也有研究者表明纯化的 BBI 比 KTI 更容易加热失活(Clemente,2014)。

7.2　蛋白酶抑制剂的抗营养作用及机理

7.2.1　蛋白酶抑制剂的抗营养作用

　　蛋白酶抑制剂的抗营养作用主要表现为动物生长抑制、营养物质消化利用率降低和胰腺功能亢进等。现在已经发现的胰蛋白酶抑制剂有 7~10 种,但研究较为详细的只有 KTI 和 BBI 两种。BBI 可同时抑制胰蛋白酶和胰凝乳蛋白酶活性。KTI 主要对胰蛋白酶有特异性的抑制。另外,非蛋白质类蛋白酶抑制因子不具有特异性,易失活,所以生理功能常被忽略(Leone et al. ,2006)。

　　在较长时间内不断摄取含有蛋白酶抑制剂等抗营养因子的大豆食品,人和动物就会逐渐产生消化不良、内脏病变等蓄积性中毒症状。该过程不容易被人觉察,因其中毒过程比较缓慢,但潜在的危害是不容忽视的。特别是胰蛋白酶抑制因子的影响最大,可降低胰蛋白酶的功能,导致蛋白质的消化率和利用率降低并引起胰腺的增生与肿大,使机体出现消化吸收功能失调紊乱,严重时出现腹泻。胰蛋白酶抑制因子是一种结晶球蛋白,可以和胰蛋白酶形成不可逆的复合物,引起胰腺肥大。由于胰腺机能亢进导致分泌酶太多,造成必需氨基酸的内源性损失,特别是含硫氨基酸(齐莉莉,许梓荣,2001)。

　　给小鼠及其他动物饲喂具有胰蛋白酶抑制剂活性的植物蛋白可以明显抑制其生长,并导致胰腺增生及诱发胰腺瘤。事实上生豆类和胰蛋白酶抑制剂本身都能引起胰腺分泌活性的增加,而胰腺功能亢进又造成了内源性蛋白质的过量丢失,这些蛋白质富含含硫氨基酸,就导致了动物身体净失含硫氨基酸,大豆蛋白质本身又缺少含硫氨基酸,因此在摄入含胰蛋白酶抑制剂的食物之后机体对含硫氨基酸的短缺更加严重,引起营养消化吸收的限制。

　　蛋白酶抑制剂主要通过结合小肠液中的胰蛋白酶生成的无活性复合物,降低了食物蛋白质的消化率,导致外源性氮的大量损失。粪便排出、胰腺机能亢进和小肠黏膜肠促胰酶肽等会消耗机体的内源性蛋白质。胰蛋白酶抑制剂会增强胰腺分泌活动,会使胰蛋白酶和胰凝乳蛋白酶分泌过度(Sicherer,2005)。

　　蛋白酶抑制因子主要有胰蛋白酶抑制因子和胰凝乳蛋白酶抑制因子,但胰蛋白酶抑制因子更具不利影响。胰蛋白酶和胰凝乳蛋白酶抑制因子可使肠道中胰蛋白酶、胰凝乳蛋白酶失活,从而导致小肠黏膜、肠促胰肽酶、肠促胰酶素的分泌增加,刺激胰腺分泌更多的消化酶,引起胰腺增生与肥大。胰蛋白酶和胰凝乳蛋白酶抑制因子还可以增加内源蛋白质的损失,造成体内含硫氨基酸内源性丢失,加剧体内氨基酸代谢的不平衡,从而引起动物生长受阻或停滞(王荣春等,2013)。人或动物在较长时间内不断摄取含有蛋白酶抑制剂等抗营养因子的大豆食品,就会逐渐产生蓄积性中毒症状,如消化不良、内脏病变等。而且此类中毒过程比较缓慢,不容易被人觉察到。因此,其潜在的危害不容忽视。

　　由于蛋白酶抑制剂本身也是蛋白质,所以其与相应的蛋白酶结合时,自然就受到环境中一些因素的影响,如蛋白酶抑制因子要发挥作用需在适宜的 pH 下进行。国外的研究者通过研究蛋白酶抑制剂的结构及其与靶酶的作用,搞清了抑制剂的三维结构及其与靶酶的作用机理。经研究发现,蛋白酶抑制剂的活性与环境 pH 有关,当环境 pH 下降,其抑制蛋白酶的能力也随着下降。当 pH 降为 3 时,KTI 和胰蛋白酶形成的复合物会解析,不会造成酶活力的下降。而 BBI 则由于存在有多个二硫键及高度折叠的分子结构,具有极高的耐热、耐酸的能力(黄浩,2009)。另外,蛋白酶抑制剂的活性也会受到温度的影响,高温可能使其活性降低,但不会完全失活,有报道称大豆胰蛋白酶抑制剂在 150℃ 处理仍有 7.6% 的残留活性。

1. 蛋白酶抑制剂的生长抑制作用

　　外源性氮损失:大豆胰蛋白酶抑制剂(soybean trypsin inhibitor,STI)属丝氨酸蛋白酶抑制剂,可与胰腺分泌的丝氨酸蛋白酶系发生反应。STI 的活性中心与靶酶的活性中心通过氢键相连,形成稳定的共价复合物,闭锁靶酶活性中心,使其活性丧失,导致饲料蛋白质消化率降低,造成外源性氮损失。与通常的酶促反应相比,STI 与靶酶反应的米氏常数(K_m)低,所以亲和力大,可以迅速形成 STI-靶酶共价复合物(Ann R. Kennedy,2003)。从某种意义上讲,STI 可以看作是靶酶的底物,STI 与靶酶的接触部位主要集中于其活性中心附近的氨基酸残基。与一般酶的底物相比,STI 与靶酶结合后,其活性中心氢键并不裂解或者裂解速度极慢。所以,STI-靶酶共价复合物虽然可以分解为变性的 STI 和靶酶,但是解离速度非常缓慢(Mosha and Gaga,1999)。

内源性氮损失:胰腺腺体细胞分泌蛋白水解酶原(如 T 原和 C 原等)受到十二指肠的内分泌细胞(Ⅰ 细胞)所分泌的胆囊收缩素-促胰酶素(CCK-PZ)调节。CCK-PZ 的分泌与 T 原、C 原的数量间存在负反馈调节机制(Armstrong et al.,2000)。当与抑制剂的结合导致胰蛋白酶、胰凝乳蛋白酶含量下降到一定程度时,CCK-PZ 分泌增加,刺激胰腺分泌更多的胰蛋白酶原和胰凝乳蛋白酶原。由于胰蛋白酶、胰凝乳蛋白酶中含硫氨基酸非常丰富,胰蛋白酶、胰凝乳蛋白酶与 STI 结合通过粪便排出体外,引起胰腺机能亢进,分泌更多胰蛋白酶、胰凝乳蛋白酶,使得用于合成体组织的含硫氨基酸转而合成更多的胰蛋白酶、胰凝乳蛋白酶,继续与 STI 形成共价复合物随粪便排出体外,从而导致机体内源氮尤其是含硫氨基酸的额外损失。而大豆籽实本身比较缺乏含硫氨基酸,这就造成动物体内氨基酸代谢不平衡,抑制了动物的生长(Tamayo et al.,2000)。STI 造成的内源性氮损失比起外源性氮损失的影响更大。用 STI 含量较高的生大豆和豌豆饲喂大鼠,引起短期和长期胰腺肿大;用 STI 含量中等的芸豆饲喂大鼠,仅引起短期胰腺肿大;用 STI 含量极低的羽扇豆饲喂大鼠,短期和长期均无肿大现象(Docena et al.,1996)。STI 引起动物胰腺肥大的机理至今尚不清楚。一般认为,CCK-PZ 的分泌增加促使胰腺分泌过度,使得胰腺外分泌组织细胞体积增大、数量增多,从而引起胰腺代偿性肥大。生大豆粉饲喂猪、牛、犬和猴并未引起胰腺肥大,这可能是不同动物胰腺相对重量与 STI 反应敏感性之间存在直接关系,胰腺重/体重值大的动物(如小鼠、大鼠、鸡等)易出现胰腺肥大,而胰腺重/体重值小的动物(如犬、猪、牛等)则不易出现(权心娇等,2014)。

2.蛋白酶抑制剂毒理作用

KTI 和 BBI 是大豆中两种主要的蛋白酶抑制剂,大豆中胰蛋白酶抑制剂的存在,是豆类植物在进化过程中获得自我保护的一种特性。作为蛋白酶抑制剂,它一方面能够抑制昆虫肠道蛋白酶的活性,使昆虫生长发育不良甚至死亡,从而提高大豆的抗虫能力;另一方面大豆胰蛋白酶抑制剂抑制了病原菌蛋白酶对寄主细胞的降解,使病原菌营养不足,生长繁殖受限,浸染与扩展受阻,从而达到抗病的目的(石慧,张俊红,2006)。大豆胰蛋白酶抑制剂能抑制动物肠内蛋白酶的活性,妨碍食物蛋白的消化、吸收和利用,并引起胰腺肿大,导致生长延缓或停滞。一般认为有两方面的原因,一是胰蛋白酶抑制剂能和小肠中的胰蛋白酶及胰凝乳蛋白酶结合,形成稳定的复合物,使酶失活,导致食物蛋白质的消化率降低,引起外源性氮的损失;另外胰蛋白酶抑制剂可引起胰腺分泌活动增强,导致胰蛋白酶和胰凝乳蛋白酶的过度分泌(Berin,2015)。这些蛋白酶含有非常丰富的含硫氨基酸,用于合成体组织蛋白的这些氨基酸转而用于合成蛋白酶,并与抑制剂形成复合物而最终通过粪便排出体外,从而导致内源性氮和机体含硫氨基酸的大量损失(刘瑞玲等,2011)。大豆蛋白质本来就缺乏含硫氨基酸,加上抑制剂所引起的含硫氨基酸的额外损失,导致体内氨基酸代谢不平衡,因而阻碍了动物的生长。

3. 胰腺功能亢进

肠道内胰蛋白酶和胰凝乳蛋白酶活性降低,负反馈性地引起胰腺分泌的酶增加,代偿性引起胰腺细胞肥大和增生。生大豆可以使雏鸡、大鼠、小鼠、苍鼠和幼龄豚鼠发生胰腺肿大,但是给猪喂生大豆未发现胰腺肿大。研究者在总结生大豆引起动物胰腺肿大的研究结果时指出,只有胰腺重占体重的百分比超过 0.3% 的动物才出现胰腺肿大,而成年的豚鼠、犬和生长猪吃生大豆后的胰腺大小没有受到影响(王冲,娄玉杰,2000)。

有报道指出,胰腺肿大是由于胆囊收缩素-促胰酶素(CCK-PZ)对胰腺分泌的负反馈调节引起的。但是,研究发现给大鼠饲喂生大豆和灌注 CCK-PZ 引起的胰腺反应完全不同。用低胰蛋白酶抑制剂日粮饲喂大鼠,仍引起其胰腺肿大,表明胰蛋白酶抑制剂可能不是引起大鼠胰腺肿大的唯一因素,日粮中蛋白质水平和质量直接影响着胰腺对 CCK-PZ 的反应(Senda et al.,1993)。当日粮中可利用氨基酸不足时,即使血液中 CCK-PZ 浓度较高,也不会出现胰酶分泌增加和胰腺肿大的现象。

生大豆可使幼龄鼠、鸡和雏鹅胰腺所分泌的胰蛋白酶、胰凝乳蛋白酶、淀粉酶、脂肪酶都大大增加。用生大豆喂大鼠、小鼠时,胰腺中胰蛋白酶和胰凝乳蛋白酶的分泌均增多。喂生大豆的大鼠比喂熟豆饼的大鼠胰腺分泌更多的胰蛋白酶、胰凝乳蛋白酶和少量的淀粉酶。但是用生大豆及生豌豆喂仔猪时,发现胰腺中胰蛋白酶和胰凝乳蛋白酶活性降低,用生大豆喂大鼠时也得出一致结论(万善霞等,2003)。

7.2.2 蛋白酶抑制剂的作用机理

蛋白酶抑制剂与靶酶的结合作用方式可分为三类(梁雪华,2011)。

第一类:包括绝大多数丝氨酸蛋白酶抑制剂,抑制剂中的活性中心环深入靶酶的催化位点,以类似底物或产物的方式结合。活性中心与催化位点的结合力相当强。为防止两者脱离,抑制剂的活性中心基团与酶的活性基团要形成盐键、氢键而封闭活性中心。

第二类:包括巯基蛋白酶抑制剂,抑制剂分子与活性中心附近的区域相结合,在空间上占据了本应属于底物分子的区域,阻碍了底物分子向活性中心靠近,从而阻止靶酶的活性中心与底物的接触。

第三类:抑制剂的分子不占据靶酶的识别位点,而是与酶分子并列相伴,并在与酶的活性基团形成氢键同时封锁酶与底物的结合部位。凝血酶抑制剂即属于这种形式。

7.3 蛋白酶抑制剂的抗营养功能的消除

豆科植物中的蛋白酶抑制剂是影响其蛋白源在食物中使用的主要因素,要提高蛋白源在食物中的使用量,必须采取合适的措施进行处理,使其失活、钝化。目前,降低或消除蛋白酶抑制剂通常采用物理、化学和生物学等方法进行钝化处理,包括热失活法、烘烤法、超声波失活法、微粒化处理、生物发酵法、作物育种、添加复合酶制剂、发芽处理等(齐莉莉,许梓荣,2001)。

热失活法、超声波失活法和微粒化处理虽然能够消除蛋白酶抑制因子,但是在加热过程中,加热不足则不能完全消除抗营养因子,而加热过度则会破坏其中的赖氨酸、精氨酸和某些含硫氨基酸(陶忠海,夏先林,2012)。

化学处理法的原理为化学物质与抑制剂分子中的二硫键结合,使其分子结构改变而失去活性。使用的化学物质包括硫酸钠、硫酸铜、硫酸亚铁和其他一些硫酸盐。研究表明,用 5% 尿素加 20% 水处理生大豆 30 d 的效果最好,胰蛋白酶抑制剂活性降低 78.55%。国外也有这方面的报道,如维生素 C 能使 KTI 中的二硫键断裂生成 2 个巯基,后者很容易受空气或其他氧化物氧化。在生豆粕中加入 10 mmol/L 维生素 C 和 0.5 mmol/L $CuSO_4$,27℃ 处理 1 h 可使 40% 以上的 KTI 失活,65℃ 处理 1 h,可使 90% 以上的 KTI 和 BBI 失活(Clemente,2014)。化学处理法虽然能节省设备与能源,但缺点是化学物质的残留导致食物营养价值下降,也不可取。

微生物发酵法是目前消除蛋白酶抑制因子最可行的方法。微生物发酵豆粕中黑曲霉菌株,单独发酵最佳的发酵工艺条件:接种量 0.5%,料水比 1∶1,发酵时间 3 d,温度 35℃,装料量 20 g。发酵后豆粕的营养价值得到很大提高,粗蛋白含量增加了 38.03%,总氨基酸含量提高了 35.76%,胰蛋白酶抑制剂含量从 1820 TIU/mg 下降到 480 TIU/mg(李秋艳,夏先林,2011)。

7.3.1 物理加工方法

物理加工方法尤其是热处理技术对蛋白酶抑制剂有很好的钝化效果,也是目前研究最为深入、应用最为广泛的钝化技术。

1.机械加工方法

机械加工方法包括粉碎、去壳、制粒等,其效果较好。很多抗营养因子集中在植物种子的表皮层,通过机械加工处理,剔除该部分,可达到减少抗营养因子的目的(高有领等,2010)。此方法简单有效,但除非找到废弃种皮的用途,否则将提高饲料成本。制粒也能比较彻底地灭活大豆、蚕豆和豌豆中的胰蛋白酶抑制因子,但不同制粒工艺,其灭活效果有较大差异。

2.热处理加工方法

热处理主要分为干热法和湿热法。干热法有烘炒、焙炒、爆裂等;湿热法有蒸煮、膨化、制粒挤压等。其原理是通过加热使饲料中对热敏感的蛋白酶抑制剂活性降低或消除。

加热处理效率高,简单易行,成本低,因蛋白酶抑制剂对热不稳定,可有效降低豆类中胰蛋白酶抑制因子的含量。热处理的效果与温度、湿度、处理时间、压力及颗粒大小等因素有关。此外,加热不够不能消除抗营养因子,加热过度则会破坏饲料中的氨基酸(赖氨酸、精氨酸和部分含硫氨基酸)和维生素,加热过程中还会引起氨基酸与碳水化合物反应,如赖氨酸和还原糖反应生成不溶性复合物,导致蛋白质消化率下降,从而降低饲料的营养价值,影响豆粕中蛋白质的利用率(王劼等,2001)。例如,焙炒处理是一种干热方法,据报道在 800℃,90 s 就可以使胰蛋白酶抑制因子的活性降低到安全水平以下。

3.蒸汽处理法

蒸汽处理法分常压蒸汽法和高压蒸汽处理两种。常压加热的温度低,一般在 100℃ 以下,常压蒸汽处理 30 min 左右,大豆中的胰蛋白酶抑制因子活性可降低 90% 左右,而不破坏赖氨酸的活性;高压蒸汽处理是用专门的高压蒸汽锅或罐进行的,原料在容器内的加热时间随温度、压力、pH 及原料性质的不同而有很大差异,全脂大豆在 120℃ 蒸汽加热 7.5 min 胰蛋白酶抑制因子含量从 20.6 mg/g 降低到 3.3 mg/g(赵元等,2007)。

4.微波处理

微波是一种频率很高(30~300 MHz)而波长却很短(0.001~1 m)的电磁波。通过微波磁场的震荡,使原料中的极性分子(水分子)震荡,使电磁能转化为热能,使抑制剂灭活,其效果与原料中的水分含量和处理时间有关,水分低则胰蛋白酶抑制因子的残留量高。当电磁波在介质内部起作用时,蛋白质、脂肪、碳水化合物等极性分子受到交变电场的作用而剧烈震荡,引起强烈的摩擦而产生热,这种热效应使得蛋白质等分子结构发生改变,从而被破坏。微波加热可使物料受热均匀,热穿透力强,工艺参数也容易控制。一般加热 15 min,胰蛋白酶抑制因子的活性可降低 90%(黄辉龙,邹晓庭,2010)。

5.超声波法

超声波失活法是近几年发展的新技术。超声波具有波动和能量的双重性,在液体中会产生空化气泡的膨胀现象。在溶液的传递过程中,液体中微小气核随超声波声压变化而产生剧烈膨大、振荡和崩溃等过程,该过程所产生的极短暂的强压力脉冲及高温作用,对于溶液中悬浮的微粒(如蛋白质)产生声化效果,从而引起某些具有生理活性的蛋白质的失活及胰蛋白酶抑制剂的钝化。

6.膨化处理

膨化处理是在专门的膨化机内进行的,原料在高温、高压的双重作用下,其中的蛋白酶抑制剂会随之失活,这是对原料既加热又进行机械破裂的过程。膨化法可以很好地去除热敏性抗营养因子,且可以使细胞壁破裂,提高了养分的消化率。

胰蛋白酶抑制因子的失活程度可随膨化温度的升高而升高,加热至 120℃ 大约 93% 的胰蛋白酶抑制因子失活。此方法可分为湿式膨化和干式膨化,干法膨化处理可使大豆中的胰蛋白酶抑制因子的活性下降 80%,脲酶和脂肪氧化酶的活性降低至较低水平,是目前国内外较理想的灭活方法(郝涤非,2007)。

有实验证明,饲喂膨化豆粕日粮的仔猪比饲喂脱脂奶粉日粮、膨化全脂大豆日粮及豆粕日粮的过敏反应低,说明膨化加工可降低仔猪对大豆蛋白细胞免疫反应的程度和血清中抗大豆球蛋白的抗体效价。随着挤压成本的降低,设备功能的不断完善,膨化加工将逐渐取代烘烤、蒸煮等工艺。

7.微粒化处理

微粒化处理是利用红外线的辐射热处理豆科籽实的工业方法,滞留时间为40~90 s,波长与表面温度有关(79~90℃),微粒化法已被成功地用于大豆胰蛋白酶抑制因子和脂肪氧化酶的失活(鲍宇茹等,2010)。

8.炒烤与加压烘烤处理

工业上常采用加压烘烤,滞留时间依压力和温度而定。有人报道 130~133℃ 时压力为 2 500 kPa 下该方法可使胰蛋白酶抑制因子失活(高美云等,2010)。这种方法的缺点是依据烘烤后大豆颜色的主观判断来调整机械的设置条件,因每批处理的工艺参数难以保持稳定可能导致烘烤全脂大豆质量的较大变异。

7.3.2 化学处理法

化学处理是指在饲料中加入一定量的化学物质,并在一定的条件下反应,使抗营养因子失活或活性降低,达到钝化的目的。化学处理方法一般包括酸处理法、碱处理法、氨处理法以及添加化合物处理法等,具体包括酸碱处理、尿素处理、乙醇处理、亚硫酸钠处理、偏重亚硫酸钠处理、半胱氨酸处理、$H_2O_2 + H_2SO_4$ 处理和其他一些硫酸盐等(何玉华,严昌国,2009)。

大豆中的蛋白酶抑制因子的活性基团均为二硫键,破坏此结构是化学钝化的基础,用这种方法来钝化大豆中的抗营养因子主要是破坏其中的二硫键,改变分子结构,达到灭活的目的。化学方法对不同的抗营养因子均有一定的效果,可节省设备与资源,但最大的障碍是化学物质残留,影响饲料品质,降低适口性,且排出的脱毒液会污染环境,成本费用高,因此目前国内应用较少,有待进一步研究。

研究表明,5% 的尿素加 20% 水处理 30 d 的效果最好,胰蛋白酶抑制剂活性降低 78.55%。用偏重亚硫酸钠($Na_2S_2O_5$)处理生豆粕,可使胰蛋白酶抑制活性(TIA)下降 44.5%。用 65%~70% 乙醇在 70~80℃ 下处理大豆蛋白的抗原性可明显降低(胡婷等 2008)。

7.3.3 微生物发酵法

微生物发酵是一种传统的脱毒方法,能消除大部分抗营养因子。优点是能同时去除多种抗营养因子,且效率较高,缺点是改变原料的物理形态、色泽,同时由于微生物发酵还可破坏部分营养成分,因此微生物发酵主要用于含有抗营养因子的非常规原料的去毒,如用作饲料的柿子饼、菜籽饼、亚麻籽饼、蓖麻籽饼。微生物发酵已被证明是减少胰蛋白酶抑制因子的可行方法。对棉籽饼和菜籽饼中的抗营养因子也有较好的效果。

微生物在发酵过程中可产生水解酶、发酵酶和呼吸酶,可以消除植物蛋白原料中的抗营养物质,有利于动物的消化吸收。采用独特的菌种和发酵工艺,微生物发酵过程中分泌的蛋白酶使大豆蛋白被分解成小分子蛋白和小分子肽。生物发酵过程中,微生物大量增殖,其结果不仅提高了发酵大豆蛋白基料的蛋白质水平,而且部分大豆蛋白质发酵时转化为菌体蛋白,这本身也改变了大豆蛋白质的营养品质。

发酵后的大豆蛋白还有其他一些营养优势,如发酵后的大豆蛋白中的大分子蛋白质被降解为小分子蛋白、肽和氨基酸,易溶解,在动物的消化系统中更易降解和直接吸收利用,发酵后的大豆蛋白中由于含有一定数量的益生菌,可以明显改善动物肠道微生态环境,对动物自身的健康和营养都有很大作用(Rona et al.,2007)。研究者用优良菌种少孢根霉 RT-3 制备菌丝碎片发酵剂,固态发酵豆粕生产饲料,发酵豆粕蛋白消化率达 92.8%,氨基酸比、化学生物价、必需氨基酸指数和蛋白质功能比值分别提高 27%、12%、19% 和 38%,且固态发酵新工艺较常规生产工艺缩短发酵时间 24 h,不需分段控温。利用多菌种混合微生物发酵豆粕,可完全去除了豆粕中的胰蛋白酶抑制剂。

实际生产中多以脲酶活性来判断大豆胰蛋白酶抑制因子的钝化程度,实验室采用的酶化学检测方法,但步骤繁琐、灵敏度低,而且测定过度加热产品时,结果变异较大,因此实际生产中很少采用。酶联免疫吸附测定法(ELISA)也是一种胰蛋白酶抑制因子的测定方法,灵敏度高、特异性强、准确性好、省时,但过程较复杂繁琐,需要专用的仪器设备。目前,研究人员已经开发了 ELISA 快速检测试剂盒,该试剂盒的研制与推广应用(吴非,2003),解决了酶联免疫吸附测定法部分操作繁琐的问题,使得一般条件的实验室和生产单位能够简便快捷地测定出大豆中胰蛋白酶抑制因子的含量和钝化程度,为大豆胰蛋白酶抑制因子的研究以及相关工业的质量检测提供了前沿技术。

参考文献

Agerbirk N, Warwick SI, Hansen PR, et al. Sinapis phylogeny and evolution of glucosinolates and specific nitrile degrading enzymes. Phytochemistry, 2008, 69(17):2937-2949.

Ali M, Homann T, Kreisel J, et al. Characterization and modeling of the interactions between coffee storage proteins and phenolic compounds. Journal of agricultural and food chemistry, 2012, 60(46):11601-11608.

Armstrong WB, Kennedy AR, Wan XS, et al. Clinical Modulation of Oral Leukoplakia and Protease Activity by Bowman-Birk Inhibitor Concentrate in a Phase IIa Chemoprevention Trial. Clinical Cancer Research, 2000, 6(12):4684-4691.

Armstrong WB, Kennedy AR, Wan XS, et al. Single-dose administration of Bowman-Birk inhibitor concentrate in patients with oral leukoplakia. Cancer Epidemiology, Biomarkers Prevention, 2000, 9:43-47.

Arthan D, Svasti J, Kittakoop P, et al. Antiviral isoflavonoid sulfate and steroidal glycosides from the fruits of Solanum torvum. Phytochemistry, 2002, 59, 459-463.

Arts MJ, Haenen GR, Wilms LC, et al. Interactions between flavonoids and proteins: Effect on the total antioxidant capacity. Journal of Agricultural and Food Chemistry, 2002, 50:1184-1187.

Ayuso R, Grishina G, Ibáñez MD, et al. Sarcoplasmic calcium-binding protein is an EF-hand-type protein identified as a new shrimp allergen. Journal of Allergy and Clinical Immunology, 2009, 124:114-120.

Bailey RW. Structural carbohydrates. In: Chemistry and Biochemistry of Herbage, 1973, No. 1, pp, 157-211. Butler GW and Bailey RW, Academic Press, New York.

Baintner K, Jakab G, Gyori Z et al, Binding of FITC labelled lectins to the gastrointestinal epithelium of the rat. Pathology and Oncology Research, 2000,179-183.

Balzarini J, Van Laethem K, Hatse S et al. Profile of resistance of human immuno deficiency virus to mannose specific plant lectins. Journal of Virology,2004,78 (19):10617-10627.

Bardocz S, Ewen SW, Grant G et al, Lectins as growth factors of the small intestine and the gut. In: Pusztai A, Bardocz S. (Eds.), Lectins: Biomedical Perspectives, Taylor and Francis, London,1995,pp. 35-58.

Bardocz S, Grant G, Pusztai A et al, The effect of phytohaemagglutinin on the growth, body composition, and plasma insulin of the rat at different dietary concentrations. British Journal of Nutrition,1996,76:613-626.

Barras A, Mezzeti A, Richard A, et al. Formulation and characterization of polyphenol-loaded lipid nanocapsules. International Journal of Pharmaceutics, 2009,379:270-277.

Beart JE, Lilley TH, Haslam E. Polyphenol interactions. Part 2. Covalent binding of procyanidins to proteins during acid-catalysed decomposition; observations on some polymeric proanthocyanidins. Journal of the Chemical Society Perkin Transactions,1985,2:1439-1443.

Bengtsson S, Aman P, and Graham H. Chemical studies on mixed-linked β-glucans in hull less barley cultivers giving different hypocholes- terolemic responses in chickens. Journal of the Science of Food and Agriculture,1990, 52:435-445.

Berin MC. Immunopathophysiology of food protein-induced enterocolitis syndrome. Journal of Allergy and Clinical Immunology, 2015,135(5):1108- 1113.

Bhatty RS. The potential of hull-less barley. Cereal Chemistry. 1999,76(5):589-599.

Blankemeyer JT, White J, Stringer B, et al. Effect of R-tomatine and tomatidine on membrane potential of frog embryos and active transport of ions in frog skin. Food and Chemical Toxicology,1997,35,639-646.

Brett C, Waldron K. Physiology and Biochemistry of Plant Cell Walls, 2nd Ed. , Chapman Hall, London. 1996.

Brune M, Rossander-Hulthén L, Hallberg L, et al. Iron absorption from bread in humans: Inhibiting effects of cereal fibre, phytate and inositol phosphates with different numbers of phosphate groups. Journal of Nutrition, 1992, 122:442-449.

Bushway RJ. Ponnampalam, R. R-Chaconine and R-solanine content of potato products and their stability during several modes of cooking. Journal of Agricultural and Food Chemistry, 1981, 29, 814-817.

Cartea ME, Velasco P, Obregón S, et al. Seasonal variation in glucosinolate content in Brassica oleracea crops grown in northwestern Spain. Phytochemistry, 2008, 69(2):403-410.

Cawley RW, Mitchell TA. Inhibition of wheat alpha-amylase by bran phytic acid. Journal of the Science of Food and Agriculture, 1968, 19:106.

Cayen MN. Effect of dietary tomatine on cholesterol metabolism in rat. Circulation, 1970, 42, 482-490.

Chang LC, Tsai TR, Wang JJ, et al. The rhamnose moiety of solamargine plays a crucial role in triggering cell death by apoptosis. Biochemical and Biophysical Research Communications, 1998, 242, 21-25.

Chang YC, and Nair MG. Metabolism of daidzein and genistein by intestinal bacteria. Journal of Natural Products. 1995, 58:1892-1896.

Chen Y, Li SY, Sun F, et al. In vivo antimalarial activities of glycoalkaloids isolated from Solanaceae plants. Pharmaceutical Biology, 2010, 48, 1018-1024.

Chiu FL, Lin JK. Tomatidine inhibits iNOS and COX-2 through suppression of NF-κB and JNK pathways in LPS-stimulated mouse macrophages. FEBS Letters, 2008, 582:2407-2412.

Choi E, Koo S. Anti-nociceptive and anti-in ammatory effects of the ethanolic extract of potato(Solanum tuberlosum). Food and Agricultural Immunology, 2005, 16:29-39.

Cieslik E, Leszczynska T, Filipiak-Florkiewicz A, et al. Effects of some technological processes on glucosinolate contents in cruciferous vegetables. Food Chemistry, 2007, 105:976-981.

Ciska E, Pathak DR, Glucosinolate derivatives in stored fermented cabbage. Journal of Agricultural and Food Chemistry, 2004, 52:7938-7943.

Clauss MJ, Dietel S, Schubert G, et al. Glucosinolate and Trichome Defenses in a Natural Arabidopsis lyrata Population. Journal of Chemical Ecology, 2006, 32 (11):2351-2373.

Clemente A. Bowman-Birk inhibitors from legumes as colorectal chemopreventive agents. World Journal of Gastroenterology,2014,20:10305-10315.

Conaway CC, Getahun SM, Liebes LL, et al. Disposition of glucosinolates and sulforaphane in humans after ingestion of steamed and fresh broccoli. Nutrition and Cancer,2000,38:168-178.

Coulibaly A, Kouakou B, Chen J. Phytic acid in cereal grains: Healthy or harmful ways to reduce phytic acid in cereal grains and their effects on nutritional quality. Am J plant Nutr Fert Technol 2011,1:1-22.

Cui SW. Cereal non-starch polysaccharides I: (1→3)(1→4)-β-D-glucans. In: Polysaccharide Gums from Agricultural Products,pp. 104-165. Cui,CW,Ed., Technomic Publishing Co. ,Lancaster,UK. 2001.

Dahiya S, Kapoor AC. Some antinutritional factors and protein (in vitro) digestibility of home processed supplementary foods: effect of domestic processing methods. International journal of tropical agriculture,1994,12(1/2):148-157.

Deahl, K. L.; Sinden, S. L.; Young, R. J. Evaluation of wild tuberbearing Solanum accessions for foliar glycoalkaloid level and composition. American Journal of Potato Research,1993,70:61-69.

Dekker M, Hennig K, Verkerk R. Differences in thermal stability of glucosinolates in five Brassica vegetables. Czech Journal of Food Sciences, 2009,27:S85-S88.

Dekker M,Verkerk R,Jongen WMF. Predictive modelling of health aspects in the food production chain: a case study on glucosinolates in cabbage. Trends in Food Science Technology,2000,11:174-181.

Dekker M,Verkerk R. Dealing with variability in food production chains: A tool to enhance the sensitivity of epidemiological studies on phytochemicals. European Journal of Nutrition,2003,42:67-72.

Delporte C,Backhouse N,Negrete R,et al. Antipyretic,hypothermic and antiinammatory activities and metabolites from Solanum ligustrinum Lood. Phytother. Res,1998,12,118-122.

Dhingra D,Michael M,Rajput H,et al. Dietary fibre in foods:a review. Journal of food science and technology. 2012,49(3):255-266.

Docena GH,Fernandez R,Chirdo FG,et al. Identification of casein as the major allergenic and antigenic protein of cow milk. Allergy 1996,51:412-416.

Duarte GS, Farah A. Effect of simultaneous consumption of milk and coffee on chlorogenic acids bioavailability in humans. Journal of Agricultural and Food Chemistry, 2011, 59: 7925-7931.

Egli I, Davidsson L, Juillerat MA, et al. The influence of soaking and germination on the phytase activity and phytic acid content of grains and seeds potentially useful for complementary feeding. Journal of Food Science, 2002, 67: 3484-3488.

El-Sherbiny YM, Cox MC, Ismail ZA, et al. G_0/G_1 arrest and S phase inhibition of human cancer cell lines by inositol hexaphosphate(IP_6). Anticancer Research, 2001, 21(4A): 2393-2403.

Englyst HN, Kingman SM, Cummings JH. Classification and measurement of nutritionally important starch fractions. European Journal of Clinical Nutrition, 1992, 46(2): 33-50.

Englyst HN. Classification and measurements of plant polysaccharides. Animal Feed Science and Technology, 1989, 23: 27-42.

Fahey, J. W., Zalcmann, A. T., Talalay, P. The chemical diversity and distribution of glucosinolates and isothiocyanates among plants. Phytochemistry, 2001, 56, 5-51.

Fernandes A, Ivanova G, Brás N F, et al. Structural characterization of inclusion complexes between cyanidin-3-O-glucoside and β-cyclodextrin. Carbohydrate Polymers, 2014, 102: 269-277.

Filderman RB, Kovacs BA. Anti-inflammatory activity of steroid alkaloid glycoside, tomatine. British Journal of Pharmacology, 1969, 37, 748.

Fimognari C, Turrini E, Ferruzzi L, et al. Natural isothiocyanates: Genotoxic potential versus chemoprevention. Mutation Research, 2012, 750(2): 107-131.

Fincher GB, Stone BA. Cell walls and their components in cereal grain technology. Advances in Cereal Science and Technology, 1986, 8: 207-295.

Fincher GB, Stone BA. Chemistry of non-starch polysaccharides from cereal grains. In: Encyclopedia of Grain Science, 2004, Vol 1, pp. 206-223. Wrigley C, Corke H, Walker CE, Eds., Elsevier Academic Press, Oxford.

Francisco M, Moreno DA, Cartea ME, et al. Simultaneous identification of glucosinolates and phenolic compounds in a representative collection of vegetable Brassica rapa. Journal of Chromatography A, 2009, 1216(38): 6611-

6619.

Frazier RA, Deaville ER, Green RJ, et al. Interactions of tea tannins and condensed tannins with proteins. Journal of Pharmaceutical and Biomedical Analysis, 2010, 51:490-495.

Frei E, Preston RD, Noncellulosic structural polysaccharides in algal cell walls. III. Mannan in siphoneous green algae. A Proceedings of the Royal Society of London Series B, 1968, 169(1015):127-145.

Friedman M, Kozukue N, Harden L. A. Preparation and characterization of acid hydrolysis products of the tomato glycoalkaloid R-tomatine. Journal of Agricultural and Food Chemistry, 1998, 46:2096-2101.

Friedman M, Lee KR, Kim HJ, et al. Anticarcinogenic e ects of glycoalkaloids from potatoes against human cervical, liver, lymphoma, and stomach cancer cells. Journal of Agricultural and Food Chemistry, 2005, 53:6162-6169.

Friedman M, Levin CE. R-Tomatine content in tomato and tomato products determined by HPLC with pulsed amperometric detection. Journal of Agricultural and Food Chemistry, 1995, 43, 1507-1511.

Friedman M, Rayburn JR, Bantle JA. Developmental toxicology of potato alkaloids in the frog embryo teratogenesis assay Xenopus (fetax). Food and Chemical Toxicology, 1991, 29:537-547.

Friedman M. Analysis of biologically active compounds in potatoes (Solanum tuberosum), tomatoes (Lycopersicon esculentum), and jimson weed (Datura stramonium) seeds. Journal of Chromatography A, 2004, 1054:143-155.

Fujiwara Y, Yahara S, Ikeda T, et al. Cytotoxic major saponin from tomato fruits. Chemical and Pharmaceutical Bulletin, 2003, 51:234-235.

Gamble GR, Akin DE, Makkar HP, et al. Biological degradation of tannins in sericea lespedeza (Lespedeza cuneata) by the white rot fungi Ceriporiopsis subvermispora and Cyathus stercoreus analyzed by solid-state 13C nuclear magnetic resonance spectroscopy [J]. Applied and environmental microbiology, 1996, 62(10):3600-3604.

Ginzberg I, Tokuhisa JG, Veilleux RE. Potato steroidal glycoalkaloids: biosynthesis and genetic manipulation. Potato Research, 2009, 52:1-15.

Gonçalves R, Mateus N, de Freitas V. Influence of carbohydrates on the interaction of procyanidin B3 with trypsin. Journal of Agricultural and Food

Chemistry,2011,59:11794-11802.

Goodrich RM, Anderson JL, Stoewsand GS. Glucosinolate changes in blanched broccoli and Brussels sprouts. Journal of Food Processing and Preservation, 1989,13:275-280.

Gorelik S, Kanner J, Schurr D, et al. A rational approach to prevent postprandial modification of LDL by dietary polyphenols. Journal of Functional Foods, 2013,5:163-169.

Goto K, Kanaya S, Nishikawa T, et al. The influence of tea catechins on fecal flora of elderly residents in long-term care facilities. Ann. Long-Term Care. 1998,6: 43-48.

Goyal R, Khetarpaul N. Effect of fermentation on HCl-extractability of minerals from rice-defatted soy flour blend. Food chemistry,1994,50(4):419-422.

Grant G, Watt WB, Steward JC et al. Effects of dietary soybean lectin and trypsin inhibitors upon the pancreas of rat. Medical Science Research,1987, 15:1197-1198.

Gubarev MI, Enioutina EY, Taylor JL, et al. Plant-derived glycoalkaloids protect mice against lethal infection with Salmonella typhimurium. Phytotherapy Research,1998,12:79-88.

Halkier BA, Gershenzon J. Biology and Biochemistry of Glucosinolates. The Annual Review of Plant Biology,2006,57:303-333.

Hamato N, Koshiba T, Pham TN, et al. Trypsin and elastase inhibitors from bitter gourd (Momordica charantia LINN.) seeds: purification, amino acid sequences, and inhibitory activities of four new inhibitors. The Journal of Biochemistry,117,1995:432-437.

Hanschen FS, Rohn S, Mewis I, et al. Influence of the chemical structure on the thermal degradation of the glucosinolates in broccoli sprouts. Food Chemistry,2012,130:1-8.

Hansen M, Moller P, Sorensen H, et al. Glucosinolates in broccoli stored under controlled atmosphere. J. Am. Soc. Hortic,1995,120,1069-1074.

Hara H. Influence of tea catechins on digestive tract. Journal of cellular biochemistry,1997,27:52-58.

Haslam E. Plant polyphenol: vegetable tannins revisited. Cambridge University Press,1989.

Hellenas KE, Branzell C, Johnsson H, et al. Glycoalkaloid content of early potato varieties. Journal of the Science of Food and Agriculture, 1995, 67: 125-128.

Henry RJ. Genetic and environmental variation in the pentosan and β-glucan contents of barley, and their relation to malting quality. Journal of Cereal Science, 1986, 4: 269-277.

Hoffmann RA, Leeflang BR, De Barse MM, et al. Characterisation by ^{1}H-n. m. r. spectroscopy of oligosaccharides, derived from arabinoxylans of white endosperm of wheat, that contain the elements -4)α-L-Araf-(1-3)]-β-D-Xylp-(1-or-4)[α-L-Araf-(1-3)]-β-D-Xylp-(1-.)Carbohydrate Research. 1991, 221: 63-81.

Howard LA, Jeffery EH, Wallig MA, et al. Retention of phytochemicals in fresh and processed broccoli. Journal of Food Science, 1997, 62, 1098-1100.

Ikeda T, Ando J, Miyazono A, et al. Anti-herpes virus activity of Solanum steroidal glycosides. Biological and Pharmaceutical Bulletin, 2000, 23, 363-364.

Iqbal TH, Lewis KO, Cooper BT. Phytase activity in the human and rat small intestine. Gut, 1994, 35, 1233-1236.

Ishihara N, Chu DC, Akachi S, et al. Improvement of intestinal microbiota balance and prevention of digestive and respiratory organ diseases in calves by green tea extracts. Livestock Production Science, 2001, 68: 217-229.

Izydorczyk MS, Biliaderis CG, Bushuk W, Comparison of the structure and the composition of water soluble pentosans from wheat. Cereal Chemistry, 1991, 68: 139-144.

Izydorczyk MS, Biliaderis CG, Influence of structure on the physicochemical properties of wheat arabinoxylan. Carbohydrate Polymers. 1992, 17: 237-247.

Jarvinen TAH, Tanner M, Rantanen V, et al. Amplication and deletion of topoi-somerase II alpha associate with ErbB-2 amplification and affect sensitivity to topoisomerase II inhibitor doxorubicin in breast cancer. American Journal of Pathology, 2000, 156: 839-847.

Jones JK. Structure of the mannan present in Porphyra umbilicalis. Journal of the Chemical Society, 1950, 3292-3295.

Jones RB, Frisina CL, Winkler S, et al. Cooking method significantly effects glucosinolate content and sulforaphane production in broccoli florets. Food Chem, 2010, 123: 237-242.

Jung MH, Seong PN, Kim MH, et al. Effect of green tea extract microencapsulation on hypertriglyceridemia and cardiovascular tissues in high fructose-fed rats. Nutrition Research and Practice, 2013, 7:366-372.

Kanakis CD, Hasni I, Bourassa P, et al. (2011). Milk β-lactoglobulin complexes with tea polyphenols. Food Chemistry, 127, 1046-1055.

Karakaya S. Biovailability of phenolic compounds. Critical reviews in food science and nutrition, 2004, 44:453-464.

Kassahun BW, Velisek J, Davidec J. The effect of cooking on cabbage glucosinolates. In: Agri-Food Quality: An Interdisciplinary Approach, 1996, 328-331.

Kemme PA, Schlemmer U, Mroz Z et al. Monitoring the stepwise phytate degradation in the upper gastrointestinal tract of pigs. Journal of the Science of Food and Agriculture, 2006, 86:612-622.

Kennedy AR, Kritchevsky D, Shen WC. Effects of Spermine-Conjugated Bowman-Birk Inhibitor(Spermine-BBI) on Carcinogenesis and Cholesterol Biosynthesis in Mice. Pharmaceutical Research, 2003, 20(12):1908-1910.

Keukens EAJ, deVrije T, Jansen LAM, et al. Glycoalkaloids selectively permeabilize cholesterol containing biomembranes. Biochimica et Biophysica Acta(BBA)-Biomembranes, 1996, 1279, 243-250.

Keukens EAJ, deVrije T, vandenBoom C, et al. Molecular basis of glycoalkaloid induced membrane disruption. Biochimica et Biophysica Acta (BBA)-Biomembranes, 1995, 1240, 216-228.

Knorr D, Watkins TR, Carlson BL. Enzymatic reduction of phytate in whole wheat breads. J Food Science, 1981, 46:1866-1869.

Konietzny U, Greiner R. Molecular and catalytic properties of phytate degrading enzymes(phytases). International Journal of Food Science and Technology, 2002, 37:791-812.

Korda's K, Burghardt B, Kisfalvi K et al, Diverse effects of phytohaemagglutinin on gastrointestinal secretions in rats. J. Physiol. 2000, 94, 31-36.

Kroll J, Rawel HM, Rohn S. Reactions of plant phenolics with food proteins and enzymes under special consideration of covalent bonds. Food Science and Technology Research, 2003, 9:205-218.

Kumar RA, Gunasekaran P, Lakshmanan M. Biodegradation of tannic acid by

Citrobacter freundii isolated from a tannery effluent. Journal of Basic Microbiology, 1999, 39: 161-168.

López-Berenguer C, Carvajal M, Moreno DA, et al. Effects of microwave cooking conditions on bioactive compounds present in broccoli inflorescences. Journal of Agricultural and Food Chemistry, 2007, 55: 10001-10007.

Larsson M, Sandberg AS. Phytate reduction in oats during malting. Journal of Food Science, 1992, 57: 994-997.

Laurila J, Laakso I, Valkonen JPT, et al. Formation of parental-type and novel glycoalkaloids in somatic hybrids between Solanum brevidens and S-tuberosum. Plant Science. 1996, 118, 145-155.

Lazaridou A, Biliaderis CG, Izydorczyk MS. Molecular size effects on rheological properties of oat β-glucans in solutions and gels. Food Hydrocolloids, 2003, 17: 693-712.

Le Bourvellec C, Bouchet B, Renard CM. Non-covalent interaction between procyanidins and apple cell wall material. Part III: Study on model polysaccharides. Biochimica et Biophysica Acta, 2005, 1725: 10-18.

Lee HC, Jenner AM, Low CS, et al. Effect of tea phenolics and their aromatic fecal bacterial metabolites on intestinal microbiota. Research in Microbiology, 2006, 157: 876-884.

Lee KR, Kozukue N, Han JS, et al. Glycoalkaloids and metabolites inhibit the growth of human colon (HT29) and liver (HepG2) cancer cells. Journal of Agricultural and Food Chemistry, 2004, 52: 2832-2839.

Lee SH, Park HJ, Chun H et al. Dietary phytic acid lowers the blood glucose level in diabetic KK mice. Nutrition Research, 2006, 26(9): 474-479.

Leone P, Menu-Bouaouiche L, Peumans WJ, et al. Resolution of the structure of the allergenic and antifungal banana fruit thaumatin-like protein at 1.7-A. Biochimie, 2006, 88: 45-52.

Leontowicz H, Kostyra H, The inactivation of legume seed haemagglutinin and trpsin inhitors by boiling. In: Fansman AJ, Hill GD, ed. Recent Advances of Rearch in Antinutritional Factors in Legume Seed and Rapeseed: Wageningen Press, Wageningen, The Netherlands. 1998, 429-432.

Liang CH, Shiu LY, Chang LC, et al. Solamargine enhances HER2 expression and increases the susceptibility of human lung cancer H661 and H69 cells to trastuzumab and epirubicin. Chemical Research in Toxicology,2008,21,393-399.

Lichtenstein GR,Deren JJ,Katz S,et al. Bowman-Birk Inhibitor Concentrate: A Novel Therapeutic Agent for Patients with Active Ulcerative Colitis. Digestive Diseases and Sciences,2008,53:175-180.

Liepman AH,Nairn CJ,Willats WG,et al. Functional genomic analysis supports conservation of function among cellulose synthase-like A gene family members and suggest diverse roles of mannans in plants. Plant Physiology,2007,143: 1881-1893.

Liu B,Cheng Y,Zhang B,et al. *Polygonatum cyrtonema* lectin induces apoptosis and autophagy in human melanoma A375 cells through a mitochondria-mediated ROS-p38-p53 pathway. Cancer Letters,2009,275:54-60.

Livingstone D,Beilinson V,Kalyaeva M,et al. Reduction of protease inhibitor activity by expression of a mutant Bowman-Birk gene in soybean seed. Plant Molecular Biology,2007,64,397-408.

Lorrain B,Dangles O,Loonis M,et al. Dietary iron-initiated lipid oxidation and its inhibition by polyphenols in gastric conditions. Journal of Agricultural and Food Chemistry,2012,60:9074-9081.

Lutz U,Lugli S,Bitsch A,et al. Dose response for the stimulation of cell division by caffeic acid in fore-stomach and kidney of the male F344 rat. Fundamental and Applied Toxicology,1997,39:131-137.

MacDonald RS,Wagner K. Influence of dietary phytochemicals and microbiota on colon cancer risk. Journal of Agricultural and Food Chemistry,2012,60:6728-6735.

Mahadevan A,Muthukumar G. Aquatic microbiology with reference to tannin degradations. Microbiology,1980,72:73-79.

Mahgoub SEO,Elhag SA. Effect of milling,soaking,malting,heat-treatment and fermentation on phytate level of four Sudanese sorghum cultivars. Food Chemistry,1998,61:77-80.

Manach C,Williamson G,Morand C,et al. Bioavailability and bioefficacy of polyphenols in humans. I. Review of 97 bioavailability studies. The American Journal of Clinical Nutrition,2005,81:230S-242S.

Marshall AA,Samuel JE,Mary UE,et al. Effect of germination on the phytase activity,phytate and total phosphorus contents of rice,maize,millet,sorghum and wheat. International Journal of Food Science & Technology, 2011, 48: 724-729.

Matthews S, Mila I, Scalbert A, et al. Extractable and non-extractable proanthocyanidins in barks. Phytochemistry, 1997, 45: 405-410.

Matyka S, Korol W, Bogusz G. The retention of phytin phosphorus from diets with fat supplements in broiler chickens. Animal Feed Science and Technology, 1990, 31: 223-230.

McWilliams, ML, Blankemeyer JT, Friedman M. The folic acid analogue methotrexate protects frog embryo cell membranes against damage by the potato glycoalkaloid R-chaconine. Food and Chemical Toxicology, 2000, 38: 853-859.

Mensinga TT, Sips AJAM, Rompelberg CJM, et al. Potato glycoalkaloids and adverse effects in humans: an ascending dose study. Regulatory Toxicology and Pharmacology, 2005, 41: 66-72.

Mewis I, Tokuhisa JG, Schultz JC, et al. Gene expression and glucosinolate accumulation in Arabidopsis thaliana in response to generalist and specialist herbivores of different feeding guilds and the role of defense signaling pathways. Phytochemistry, 2006, 67(22): 2450-2462.

Midorikawa K, Murata M, Oikawa S, et al. Protective effect of phytic acid on oxidative DNA damage with reference to cancer chemoprevention. Biochemical and Biophysical Research Communications, 2001, 288(3): 552-557.

Montagne L, Pluske JR, Hampson DJ. A review of interactions between dietary fiber and the intestinal mucosa, and their consequences on digestive health in young non-ruminant animals. Animal Feed Science and Technology, 2003, 108: 95-117.

Moreno DA, López-Berenguer C, García-Viguera C. Effects of stir-fry cooking with different edible oils on the phytochemical composition of broccoli. Journal of Food Science, 2007, 72: S064-S068.

Morris ER, Hill AD. Inositol phosphate content of selected dry beans, peas, and lentils, raw and cooked. Journal of Food Composition and Analysis, 1996, 9 (1): 2-12.

Morris SC, Lee TH. The toxicity and teratogenicity of Solanaceae glycoalkaloids, particularly those of the potato (Solanum-tuberosum)-a review. Food

Technology in Australia 1984,36:118-124.

Mrkic V, Redovnikovic I, Jolic S, et al. Effect of drying conditions on indole glucosinolate level in broccoli. Acta Alimentaria,2010,39:167-174.

Nagadhara D,Ramesh S,Pasalu IC,et al. Transgenic indica rice resistant to sap sucking insects. Plant Biotechnol J,2003,1:231-240.

Nagy K, Courtet-Compondu MC, Williamson G, et al. Non-covalent binding of proteins to polyphenols correlates with their amino acid sequence. Food Chemistry,2012,132:1333-1339.

Nayini NR,Markakis P. Effect of fermentation time on the inositol phosphates of bread. Journal of food Science,1983,48(1):262-263.

Nishinari K, Yamatoya K, Shirakawa M. Xyloglucan. In: Handbook of Hydrocolloids, 2000, pp. 247-267. Phillips GO and Williams PA, Eds., Woodhead Publishing,Cambridge.

Nohynek LJ, Alakomi HL, Kahkonen MP, et al. Berry phenolics: antimicrobial properties and mechanisms of action against severe human pathogens. Nutrtion and Cancer,2006,54:18-32.

Nowell PC, Phytohemagglutinin: an initiator of mitosis in cultures of normal human leukocytes. Cancer Research,1960,20:462-466.

Nyman ME,Björck. IM. In vivo effects of phytic acid and polyphenols on the bioavailability of polysaccharides and other nutrients. Journal of Food Science,1989,54(5):133.

Oda Y,Saito K,Ohara-Takada A,et al. Hydrolysis of the potato glycoalkaloid R-chaconine by lamentous fungi. Journal of Bioscience and Bioengineering,2002, 94:321-325.

Ortega N,Reguant J,Romero MP,et al. Effect of fat content on the digestibility and bioaccessibility of cocoa polyphenol by an in vitro digestion model. Journal of Agricultural and Food Chemistry,2009,57:5743-5749.

Osawa RO,Kuroiso K,Goto S et al. Isolation of tannin degradation Lactobacilli form humans and fermented foods. Applied and Environmental Microbiology, 2000,66(7):3093-3097.

Padayachee A,Netzel G,Netzel M et al. Binding of polyphenols to plant cell wall analogues - Part 2:Phenolic acids. Food Chemistry,2012,135:2287-2292.

Par SS,Ohba H. Suppressive activity of protease inhibitors from buckwheat seeds against human T-acute lymphoblastic leukemia cell lines. Applied Biochemistry and Biotechnology,2004,117:65-74.

Parkar SG, Stevenson DE, and Skinner MA. The potential influence of fruit polyphenols on colonic microflora and human gut health. Internatioanl Journal of Food Microbiology. 2008,124:295-298.

Patel B, Schutte R, Sporns T, et al. Potato glycoalkaloids adversely affect intestinal permeability and aggravate inflammatory bowel disease. Inflammatory Bowel Diseases,2002,8,340-346.

Petkowicz CL, Reicher F, Chanzy H. et al. Linear mannan in the endosperm of Schizolobium amazonicum. Carbohydrate Polymers,2001,44:107-112.

Petzke KJ, Schuppe S, Rohn S et al. Chlorogenic acid moderately decreases the quality of whey proteins in rats. Journal of Agricultural and Food Chemistry, 2005,53:3714-3720.

Peumans WJ, Van Damme JM, Lectins as plant defense proteins. Plant Physiology,1995,109,347-352.

Phillippy BQ. Susceptibility of wheat and Aspergillus niger phytases to inactivation by gastrointestinal enzymes. Journal of Agricultural and Food Chemistry,1999,47:1385-1388.

Plaami S,Kumpulainen J. Inositol phosphate content of some cereal based foods. Journal of Food Composition and Analysis,1995,8:324-335.

Pusztai A, Bardocz S. Biological effects of plant lectins on the gastrointestinal tract: metabolic consequences and applications. Trends in Glycoscience and Glycotechnology,1996,8:149-165.

Pusztai A, General effects on animal cells. In: Pusztai A. (Ed.), Plant Lectins, Cambridge University Press,Cambridge,1991,pp. 105-205.

Pusztai A, George G, Gelencsar E, Effects of an orally administered mistletoe (type-2 RIP)lectin on growth, body composition, small intestinal structure, and insulin levels in young rats. The Journal of Nutritional Biochemistry, 1998,9:31-36.

Pusztai A,Grant G,Spencer RJ et al. Kidney bean lectin-induced Escherichia coli overgrowth in the small-intestine is blocked by GNA, a mannose specificlectin. Journal of Applied Bacteriology,1993,75,360-368.

Pusztai A,Greer F,Grant G. Specific uptake of dietary lectins into the systemic circulation of rats. Biochemical Society Transactions,1989,17:481-482.

Pusztai A,Ewen SW,Grant G. Relationship between survival and binding of plant lectins during small intestinal passage and their effectiveness as growth factors. Digestion,1990,46(2):308-310.

Radberg K,Biernat M,Linderoth A et al. ,Enternal exposure to crude red kidney bean lectin induces maturation of the gut in suckling pigs. Journal of Animal Science,2001,79:2669-2678.

Raghavendra SN, Swamy SR, Rastogi NK, et al. Grinding characteristics and hydration properties of coconut residue:a source of dietary fibre. Journal of Food Engineering,2006,72:281-286.

Rakesh DD,Bhat TK,Singh B. Effect of fungal treatment on composition,tannin levels,and digestibility of black locust (Robinia pseudoacacia) leaves. The Journal of General and Applied Microbiology,2000,46:99-103.

Rangkadilok N, Tomkins B, Nicolas ME, et al. The effect of post-harvest and packaging treatments on glucoraphanin concentration in broccoli (Brassica oleracea var. italica). Journal of Agricultural and Food Chemistry,2002,50:7386-7391.

Rawel HM, Frey SK, Meidtner K, et al. Determining the binding affinities of phenolic compounds to proteins by quenching of the intrinsic tryptophan fluorescence. Molecular Nutrition and Food Research,2006,50:705-713.

Rawel HM. ,Czajka D,Rohn S et al. Interactions of different phenolic acids and flavonoids with soy proteins. International Journal of Biological Macromolecules,2002,30:137-150.

Rayburn JR,Bantle JA,Friedman M. Role of carbohydrate side-chains of potato glycoalkaloids in developmental toxicity. Journal of Agricultural and Food Chemistry,1994,42:1511-1515.

Reddy NR,Pierson MD. Reduction in antinutritional and toxic components in plant foods by fermentation. Food Research International,1994,27(3):281-290.

Reddy NR. Occurrence,distribution,content,and dietary intake of phytate. Food phytates,2002:25-51.

Ripperger H. Steroidal alkaloid glycosides from Solanum uporo. Phytochemistry 1997,44,731-734.

Roddick JG,Rijnenberg AL,Osman SF. Synergistic interaction between potato glycoalkaloids R-solanine and R-chaconine in relation to destabilization of cell-membranes-ecological implications. Journal of Chemical Ecology, 1988, 14: 889-902.

Roddick JG, Rijnenberg AL, Weissenberg M. Membrane-disrupting properties of the steroidal glycoalkaloids solasonine and solamargine. Phytochemistry 1990, 29,1513-1518.

Roddick JG. Complex-formation between solanaceous steroidal glycoalkaloids and free sterols in vitro. Phytochemistry 1979,18,1467-1470.

Roddick JG. The acetylcholinesterase-inhibitory activity of steroidal glycoalkaloids and their aglycones. Phytochemistry 1989,28,2631-2634.

Roddick JG. ; Rijnenberg, A. L. Synergistic interaction between the potato glycoalkaloids R-solanine and R-chaconine in relation to lysis of phospholipid sterol liposomes. Phytochemistry 1987,26,1325-1328.

Rodrigues AS, Rosa EAS. Effect of post-harvest treatments on the level of glucosinolates in broccoli. Journal of the Science of Food and Agriculture, 1999,79:1028-1032.

Rohn,S,Petzke,KJ,Rawel HM et al. Reactions of chlorogenic acid and quercetin with a soy protein isolate - Influence on thein vivo food protein quality in rats. Molecular Nutrition and Food Research,2006,50:696-704.

Rona RJ, Keil T, Summers C, et al. The prevalence of food allergy: A meta-analysis. J Allergy Clin Immun,2007,120,638-646.

Rosa EAS, Heaney RK. The effect of cooking and processing on the glucosinolate content: Studies on four varieties of Portuguese cabbage and hybrid white cabbage. Journal of the Science of Food and Agriculture,1993,62:259-265.

Rungapamestry V,Duncan A,Fuller Z,et al. Influence of blanching and freezing broccoli (Brassica oleracea var. Italica) prior to storage and cooking on glucosinolate concentrations and myrosinase activity. European Food Research and Technology,2008,227:37-44.

Rungapamestry V, Duncan AJ, Fuller Z, et al. Changes in glucosinolate concentrations, myrosinase activity, and production of metabolites of glucosinolates in cabbage(Brassica oleracea var. Capitata)cooked for different durations. Journal of Agricultural and Food Chemistry,2006,54:7628-7634.

Russo P, Tedesco I, Russo M et al. Effects of de-alcoholated red wine and its phenolic fractions on platelet aggregation. Nutrition, metabolism, and cardiovascular diseases,2001,11:25-29.

Sandberg AS, Hulthén LR, Türk M. Dietary Aspergillus niger phytase increases iron absorption in humans. Journal of Nutrition,1996,126:476-480.

Sarvan I, Verkerk R, Dekker M. Modeling the fate of glucosinolates during thermal processing of Brassica vegetables. LWT-Food Science and Technology,2012,49(2):178-183.

Saura-Calixto F. Dietary fiber as a carrier of dietary antioxidants: An essential physiological function. Journal of Agricultural and Food Chemistry,2011,59: 43-49.

Scalbert A, Moran C, Manach C, et al. Absorption and metabolism of polyphenols in the gut and impact on health. Biomed. Pharmacother. 2002,56:276-282.

Schlemmer U, Frølich W, Prieto RM et al. Phytate in foods and significance for humans: Food sources, intake, processing, bioavailability, protective role and analysis. Molecular Nutrition and Food Research,2009,53:S330-S375.

Schlemmer U, Jany KD, Berk A, et al. Degradation of phytate in the gut of pigs—Pathway of gastrointestinal inositol phosphate hydrolysis and enzymes involved. Archives of animal nutrition,2001,55:255-280.

Schramm DD, Karim M., Schrader HR et al. Food effects on the absorption and pharmacokinetics of cocoa flavanols. Life Sciences,2003,73:857-869.

Senda S, Fujiyama Y, Bamba T, et al. Treatment of ulcerative colitis with camostat mesilate, a serine protease inhibitor. Internal Medicine,1993,32,350-354.

Serra A, Macià A, Romero MP et al. Bioavailability of procyanidin dimmers and trimers and food matrix effect in in vitro and in vivo models. British Journal of Nutrition,2010,103:944-952.

Shi J, Wang H, Schellin K, Embryo-specific silencing of a transporter reduces phytic acid content of maize and soybean seeds. Nature Biotechnology,2007, 25:930-937.

Shishikura Y, Khokhar S, Murray BS. Effects of tea polyphenols on emulsification of olive oil in a small intestine model system. Journal of Agricultural and Food Chemistry,2006,54,1906-1913.

Shiu LY, Chang LC, Liang CH, et al. Solamargine induces apoptosis and sensitizes breast cancer cells to cisplatin. Food and Chemical Toxicology,2007:45:2155-2164.

Shpigelman A, Israeli G, Livney YD. Thermally-induced proteinpolyphenol coassemblies: Beta lactoglobulin-based nanocomplexes as protective nanovehicles for EGCG. Food Hydrocolloids, 2010, 24, 735-743.

Sicherer SH. Food protein-induced enterocolitis syndrome: Case presentations and management lessons. Journal of Allergy and Clinical Immunology, 2005, 115: 149-156.

Sinden S L, Deahl KL, Aulenbach BB, Effect of glycoalkaloids and phenolics on potato flavor. Journal of Food Science, 1976, 41: 520-523.

Singh M, Krikorian AD. Inhibition of trypsin activity in vitro by phytate. Journal of Agricultural and Food Chemistry, 1982, 30(4): 799-800.

Snelders J, Olaerts H, Dornez E, et al. Structural features and feruloylation modulate the fermentability and evolution of antioxidant properties of arabinoxylanoligosaccharides during in vitro fermentation by human gut derived microbiota. Journal of Functional Foods, 2014, 10: 1-12.

Soares S, Mateus N, de Freitas V. Carbohydrates inhibit salivary proteins precipitation by condensed tannins. Journal of Agricultural and Food Chemistry, 2012, 60, 3966-3972.

Song L, Thornalley PJ. Effect of storage, processing and cooking on glucosinolate content of Brassica vegetables. Food and Chemical Toxicology, 2007, 45: 216-224.

Stensvold I, Tverdal A, Solvoll K, et al. Tea consumption: relationship to cholesterol, blood pressure, and coronary and total mortality. Preventive Medicine, 1992, 21: 546-553.

Suen YK, Fung KP, Choy YM et al, Concanavalin A induced apoptosis in murine macrophage PU5-1.8 cells through clustering of mitochondria and release of cytochrome-c. Apoptosis, 2000, 5: 369-77.

Sugiyama H, Akazome Y, Shoji T, et al. Oligomeric procyanidins in apple polyphenol are main active components for inhibition of pancreatic lipase and triglyceride absorption. Journal of Agricultural and Food Chemistry, 2007, 55, 4604-4609.

Suzuki C, Ohnishi-Kameyama M, Sasaki K, et al. Behavior of glucosinolates in pickling cruciferous vegetables. Journal of Agricultural and Food Chemistry, 2006, 54: 9430-9436.

Swain AP, Fitzpatrick TJ, Talley EA, et al. Enzymatic-hydrolysis of R-chaconine and R-solanine. Phytochemistry,1978,17,800-801.

Tamayo MC, Rufat M, Bravo JM, et al. Accumulation of a maize proteinase inhibitor in response to wounding and insect feeding, and characterization of its activity toward digestive proteinases of Spodoptera littoralis larvae. Planta 2000,211:62-71.

Thompson LU, Button CL, Jenkins DJ. Phytic acid and calcium affect the in vitro rate of navy bean starch digestion and blood glucose response in humans. American Journal of Clinical Nutrition,1987,46:467-473.

Tolonen M, Taipale M, Viander B, et al. Plant-derived biomolecules in fermented cabbage. Journal of Agricultural and Food Chemistry,2002,50:6798-6803.

Towo E, Matuschek E, Svanberg U. Fermentation and enzyme treatment of tannin sorghum gruels: effects on phenolic compounds, phytate and in vitro accessible iron. Food Chemistry,2006,94:369-376.

Trowell H, Burkitt D, Heaton K. Definitions of dietary fibre and fibre-depleted foods and disease. Academic London,1985:21-30.

Tuohy KM, Conterno L, Gesperotti M, et al. Up-regulating the human intestinal microbiome using whole plant foods, polyphenols, and/or fiber. Journal of Agricultural and Food Chemistry,2012,60,8776-8782.

Uchiyama S, Taniguchi Y, Saka A, et al. Prevention of diet-induced obesity by dietary black tea polyphenols extract in vitro and in vivo. Nutrition,2011,27: 287-292.

Valgimigli L, Iori R. Antioxidant and pro-oxidant capacities of ITCs. Environmental and Molecular Mutagenesis. 2009,50(3),222-237.

Vallejo, F., Tomas-Barberan, F. A., Garcia-Viguera, C. Glucosinolates and vitamin C content in edible parts of broccoli florets after domestic cooking. European Food Research and Technology,2002,215:310-316.

Van Damme EJ, Lannoo N, Peumans WJ. Plant lectins. Advances in Botanical Research,2008,48:107-209.

Van Damme EJM, Peumans WJ, Barre N et al, Plant lectins: a composite of several distinct families of structurally and evolutionary related proteins with diverse biological roles. Critical Reviews in Plant Sciences,1998,17:575.

Van Eylen D, Bellostas N, Strobel BW, et al. Influence of pressure/temperature treatments on glucosinolate conversion in broccoli(Brassica oleraceae L. cv

Italica)heads. Food Chemistry,2009,112:646-653.

Van het Hof KH,Kivits GA,Weststrate JA et al. Bioavailability of catechins from tea: The effect of milk. European Journal of Clinical Nutrition,1998,52:356-359.

van Ree R. Clinical importance of non-specific lipid transfer proteins as food allergens. Biochemical Society Transactions,2002,30:910-913.

Vats P, Banerjee UC. Production studies and catalytic properties of phytases (myo-inositol-hexakis-phosphate phosphohydrolases): an overview. Enzyme and Microbial Technology,2004,35:3-14.

Verkerk R, Schreiner M, Krumbein A, et al. Glucosinolates in Brassica vegetables:the influence of the food supply chain on intake,bioavailability and human health. Molecular Nutrition Food Research,2009,53:S219-S265.

Verkerk, R. , Dekker, M. , Jongen, W. M. F. Postharvest increase of indolyl glucosinolates in response to chopping and storage of Brassica vegetables. Journal of the Science of Food and Agriculture,2001,81:953-958.

Vidal-Valverde C, Frias J, Estrella I, et al. Effect of processing on some antinutritional factors of lentils. Journal of Agricultural and Food Chemistry, 1994,42:2291-2295.

Vinson JA,Su X,Zubik L et al. Phenol antioxidant quantity and quality in foods: Fruits. Journal of Agricultural and Food Chemistry,2001,49:5315-5321.

Viveros A,Centeno C,Brenes A,Phytase and acid phosphatase activities in plant feedstuffs. Journal of Agricultural and Food Chemistry,2000,48:4009-4013.

Vohra A,Satanarayana T. Phytases:Microbial sources, production, purification, and potential biotechnological applications. Critical Reviews in Biotechnology, 2003,23:29-60.

Volden J, Bengtsson GB, Wicklund, T. Glucosinolates, Lascorbic acid, total phenols, anthocyanins, antioxidant capacities and colour in cauliflower (Brassica oleracea L. ssp. Botrytis); effects of long-term freezer storage. Food Chem. 2009,112:967-976.

Volden J, Borge GIA, Bengtsson GB, et al. Effect of thermal treatment on glucosinolates and antioxidant-related parameters in red cabbage (Brassica oleracea L. ssp. Capitata f. Rubra). Food Chem,2008,109:595-605.

Von Staszewski M,Jara FL,Ruiz AL,et al. Nanocomplex formation between β-lactoglobulin or caseinomacropeptide and green tea polyphenols: Impact on protein gelation and polyphenols antiproliferative activity. Journal of Functional Foods,2012,4,800-809.

Vucenik I,Shamsuddin AM. Cancer inhibition by inositol hexaphosphate(IP$_6$)and inositol: from laboratory to clinic. Journal of Nutrition, 2003, 133: 3778S-3784S.

Walker BW,Manhanke N,Stine KJ. Comparison of the interaction of tomatine with mixed monolayers containing phospholipid, egg sphingomyelin, and sterols. Biochimica et Biophysica Acta (BBA)-Biomembranes, 2008, 1778: 2244-2257.

Wang J,Gu H,Yu H,et al. Genotypic variation of glucosinolates in broccoli (*Brassica oleracea* var. italica) florets from China. Food Chemistry,2012,133 (3):735-741.

Wang X,Hu L,Zhou G,et al. Salicylic acid and ethylene signaling pathways are involved in production of rice trypsin proteinase inhibitors induced by the leaf folder Cnaphalocrocis medinalis(Guenée). Chinese Science Bulletin,2011,56: 2351-2358.

Wang Y,Liu J,Chen F et al. Effects of molecular structure of polyphenols on their non-covalent interactions with oat β-glucan. Journal of Agricultural and Food Chemistry,2013,61,4533-4538.

Watrelot AA, Le Bourvellec C, Imberty A et al. Interactions between pectic compounds and procyanidins are influenced by methylation degree and chain length. Biomacromolecules,2013,14:709-718.

Wierenga JM,Hollingworth RM. Inhibition of acetylcho-linesterase by the potato glycoalkaloid chaconine. Natural Toxins,1992,1,96-99.

Williams DJ,Critchley C, Pun S, et al. Differing mechanisms of simple nitrile formation on glucosinolate degradation in Lepidium sativum and Nasturtium officinale seeds. Phytochemistry,2009,70(11-12):1401-1409.

Williams DJ,Critchley C,Pun S,et al. Epithiospecifier protein activity in broccoli: The link between terminal alkenyl glucosinolates and sulphoraphane nitrile. Phytochemistry. 2008,69(16):2765-2773.

Wood PJ,Weisz J,Blackwell BA. Molecular characterization of cereal β-D-glucans. Structural analysis of oat cereal β-D-glucan and rapid structural evaluation of β-D-glucans from different sources by high performance liquid chromatography of oligosaccharides released by lichenase. Cereal Chemistry,1991,68:31-39.

Wood PJ,Weisz J,Blackwell BA. Structural studies of(1→3)(1→4)-β-D-glucans by 13C-nuclear magnetic resonance spectroscopy and by rapid analysis of cellulose-like regions using high performance anion-exchange chromatography of oligosaccharides released by lichenase. Cereal Chemistry. 1994,71:301-307.

Woodward JR, Phillips DR, Fincher GB. Water-soluble(1-+3),(1-+4)-/I-D-glucans from barley (*Hordeum vulgare*) endosperm. I. Physico-chemical properties. Carbohydrate Polymers,1983,3:143-156.

Yang CS,Landau JM. ,Huang MT et al. Inhibition of carcinogenesis by dietary polyphenolic compounds. Annual Review of Nutrition,2001,21:381-406.

York WS, van Halbeek H,Darvill AG et al. Structural analysis of xyloglucan oligosaccharides by 'H-NMR spectroscopy and fast-atom-bombardment mass spectrometry. Carbohydrate Research,1990,200:9-31.

Yuan G,Sun B,Yuan J,Wang Q,et al. Effects of different cooking methods on health-promoting compounds of broccoli. Journal of Zhejiang University-SCIENCE B. 2009,10:580-588.

Yuksel Z,Avci E,Erdem Y K. Characterization of binding interactions between green tea flavonoids and milk proteins. Food Chemistry,2010,121:450-456.

Zhang Z. The Gene Controlling the Quantitative Trait Locus Epithiospecifier Modifier1 Alters Glucosinolate Hydrolysis and Insect Resistance in Arabidopsis. The Plant Cell,2006,18(6):1524-1536.

Zhu QY,Huang Y,Tsang D et al. Regeneration of alpha-tocopherol in human low-density lipoprotein by green tea catechin. Journal of Agricultural and Food Chemistry,1999,47:2020-2025.

Zywicki B, Catchpole G, Draper J. et al. Comparison of rapid liquid chromatography-electrospray ionization-tandem mass spectrometry methods for determination of glycoalkaloids in transgenic eld-grown potatoes. Analytical Biochemistry,2005,336:178-186.

鲍宇茹,魏雪芹. 大豆抗营养因子研究概况. 中国食物与营养,2010,9:20-23.

毕德成,柳燕. 乳酸发酵对某些谷物营养价值的影响. 食品科学,1988(12):7-9.

陈红霞. 植酸的生物学特性与应用. 生物学通报,2006,41(2):14-16.

陈吉红. 抗营养因子的抗营养作用及消除. 兽药与饲料添加剂,2004,9(1):21-23.

傅启高. 植酸对单胃动物的抗营养作用. 动物营养学报,1996,10(4):1-10.

高美云,张通,刘宾,等.豆粕抗营养因子及其生物改性的研究.中国饲料,2010,3:
　　37-41.

高有领,汪财生,朱秋华,等.植物蛋白原料抗营养因子及其消除方法的研究进展.
　　中国饲料,2010,5:11-16.

郭彩杰,崔娜,李健,等.十字花科植物中莱菔硫烷防癌机制研究进展.西北植物学
　　报,2009,10:2146-2152.

郝涤非.大豆抗营养因子及其在食品加工中的消除.食品科技,2007,12:235-238.

何洪巨,陈杭,Schnitzer W. H.芸薹属蔬菜中硫甙鉴定与含量分析.中国农业科
　　学,2002,35(2):192-197.

何玉华,严昌国.豆粕中抗营养因子及其钝化方法.吉林农业科技学院学报,2009,
　　1:20-21,90.

侯春彦,张劲松.莱菔硫烷脱毒和抗氧化功能研究进展[J].中国公共卫生,2008,5:
　　626-628.

胡婷,陆文清,王翔,等.豆粕中抗营养因子及其消除方法.饲料与畜牧,2008,10:
　　29-30.

黄浩.烟草 Kunitz 型胰蛋白酶抑制剂基因的分离及功能鉴定.山东农业大学,2009.

黄辉龙,邹晓庭.菜籽饼(粕)中抗营养因子检测方法的研究进展.中国饲料,2010,
　　17:3-7+21.

金瑛,马冠生.食物中植酸的分布、含量及其影响因素.国外医学卫生学分册,2005,
　　32(3):133-136.

李丹.植酸及其生物学活性研究现状.国外医学卫生学分册,2004,31(2):104-108.

李德昆.蛋白酶抑制剂的制备及其抑制狭鳕鱼糜凝胶劣化的研究.中国海洋大学,
　　2008.

李凤林,黄聪亮,余蕾.食品添加剂.北京,化学工业出版社,2008.

李娟,赵萍,代方银,等.家蚕血液胰凝乳蛋白酶抑制剂的多态性分布.昆虫学报,
　　2006,4:550-555.

李俊植.免疫毒素研究及临床应用进展(一)临床前研究.中国生物制品学杂志,
　　2004,17:1-24.

李秋艳,夏先林.饲料中抗营养因子消除方法研究进展.贵州畜牧兽医,2011,4:
　　23-26.

李鲜,陈昆松,张明方,等.十字花科植物中硫代葡萄糖苷的研究进展,园艺学报,
　　2006,33(3):675-679.

李志文.茄子体内糖苷生物碱的含量分布特征及其化学生态学功能研究.沈阳:沈

阳农业大学,2009.

梁雪华.大豆胰蛋白酶抑制剂提取及酶法失活技术研究.东北农业大学,2011.

廖永翠,宋明,王辉,等.大白菜中硫甙的鉴定及含量分析.园艺学报,2011,38(5):963-969.

刘会香,张星耀.植物蛋白酶抑制剂及其在林木抗虫基因工程中的应用.林业科学,2005,3:148-157.

刘瑞玲,王丽辉,李世良.大豆抗营养因子的危害及消除.饲料博览,2011,12:15-17.

柳春梅,吕鹤书.生氰糖苷类物质的结构和代谢途径研究进展.天然产物研究与开发,2014,26:294-299.

卢峥,张日俊.非淀粉多糖对饲料营养价值的影响及其机理和消除方法.中国农业大学学报,1997,2(3):106-112.

齐莉莉,许梓荣.饲料中的抗营养因子及其灭活.粮食与饲料工业,2001,3:23-26.

曲晓华,浦冠勤.蛋白酶抑制剂的研究与应用.蚕桑茶叶通讯,2003,1:19-22.

权心娇,王思珍,曹颖霞.饲料中主要抗营养因子作用机理及其防治措施.吉林畜牧兽医,2014,12:21-23.

任学良,舒庆尧.低植酸作物的研究进展及展望.核农学报,2004,18(6):438-442.

石慧,张俊红.大豆抗营养因子的研究进展.孝感学院学报,2006,3:18-21.

唐传核.植物生物活性物质.北京:化学工业出版社,2005.

陶忠海,夏先林.饲料中抗营养因子的危害作用及消除方法.贵州畜牧兽医,2012,4:18-21.

万善霞,王婉琬,滑静,等.胰蛋白酶抑制剂在不同领域的研究概况.北京农学院学报,2003,2:152-155.

汪东风.食品化学.北京,化学工业出版社,2009.

王海燕,白晓春,罗深秋.植物凝集素与医学应用.生命的化学,2003,23(3):224-226.

王劭,杨晓泉,张水华.植物蛋白中的抗营养因子.食品科学,2001,3:91-95.

王明慧.家蚕丝氨酸蛋白酶抑制剂 serpin-3 及相互作用蛋白研究.苏州大学,2014.

王楠,沈莲清.蔬菜种子中 5 种异硫代氰酸酯类化合物对人肺癌细胞抑制作用的研究.中国食品学报,2010,10(4):67-72.

王荣春,孙建华,何述栋,等.胰蛋白酶抑制剂的结构与功能研究进展.食品科学,2013,9:364-368

熊玉宁.免疫毒素的研究进展.国外医学:肿瘤学分册,2001,2(2):95-97.

杨丽杰,李素芬.黑龙江几个大豆品种中抗营养因子含量的分析.大豆科学,1999(1):32-36.

于旭华,冯定远.植酸的抗营养特性和植酸酶的应用.中国饲料,2003,9:16-18.

臧海军,张克英.硫代葡萄糖苷及其对动物的抗营养作用.饲料博览,2008,1:13-15.

张德华,李茹,王永梅,等.生物碱的分类和鉴定方法研究进展.皖西学院学报,
    2010,5:69-73.

赵功玲,郝睿,由宏.8种萝卜籽油的组成与抗氧化活性.中国油脂,2011,36(12):
    73-76.

赵孝安,吴敏芳.硫代葡萄糖苷的抗营养效应与机理.中国畜禽种业,2011,10:34-37.

祝群英,刘捷.多功能绿色食品添加剂——植酸.粮食加工,2006,6:57-61.